日本ハーブセラピスト協会認定図書

ハーブのある暮らしを実現する
ハーブ検定1・2級

日本ハーブセラピスト協会
執筆・監修担当　悦覩彩子

BAB ジャパン

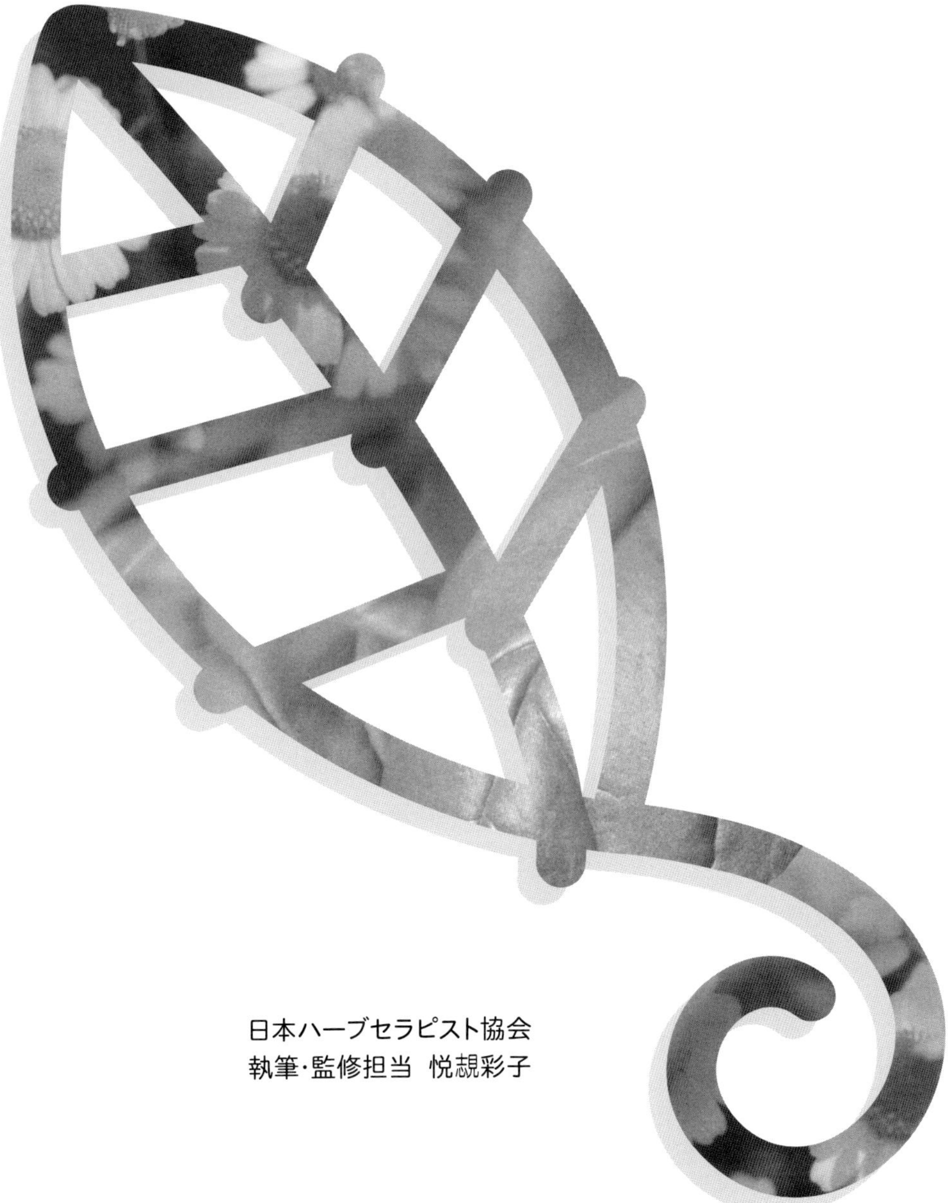

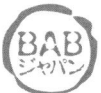

はじめに

　毎日の忙しい日々の中でホッと一息ついて、ゆっくり美味しいお茶が飲みたいときってありませんか。

　ストレスで頭痛がして、でも会社に行かなくちゃならない。そんな朝、今日も頑張るぞってクロワッサンとハーブ・ティー。それもちょっと元気の出るハイビスカスのハーブ・ティーが一日の始まりを活気付けてくれます。

　眠れずに悶々とすごす夜、思い切って起きて、眠りに誘うカモミールのハーブ・ティーをゆっくり飲む。体が温まっていつしかまどろみの世界に誘ってくれる。

　今日は日曜日、何も予定がなくって思いっきり体を伸ばして、のんびりとちょっと遅いブランチ。窓辺のプランターに植えていたペパーミントをちぎって、フレッシュ・ペパーミント・ティーを入れて、心豊かな休日を過ごす。

　こんなふうに生活に潤いを持たせるためにハーブ・ティーを使ってみませんか。

　街に出ると手軽な Coffee Shop やファーストフード店がいたる所にあって、サラリーマンやオフィスレディーがあわただしくコーヒーを飲んであたふたと出て行く……。

　何だかちょっと悲しくありませんか。このせわしいストレス社会の中で、時間が止まった素敵な空間をもってみませんか。

　もう少しハーブについて勉強して、ハーブの効能やハーブの成分、ハーブのブレンドの仕方を知って毎日の生活に生かしてみませんか。

　また出来ればちょっと優雅なハーブ・ティー・サロンを開いてみませんか。街の人通りの多い場所である必要はありません。あなたの家の庭を開放して、可愛いお洒落なハーブ・ティー・サロンを開いたり、あなたの自宅でハーブ教室を開き、生徒さんたちと一緒にハーブ・ティーをテイスティングしたり、クリスタライズドハーブのお菓子を作ったり、ハーブのジュレを作って充実したときを過ごす……、ハーブが大好きで、ハーブ・ティーを毎日飲んでいるけど、ちゃんとハーブを勉強して皆に教えてあげたい……、そんなふうに思う人のハーブ資格をとるための検定です。

ハーブ・ティーを楽しみながら、ハーブの知識を深める。時にはハーブ入りのクッキーを焼いたり、ハーブ入りのふかふかのパンを作って、試食しながらハーブの勉強をする。ハーブを癒しの立場で勉強し、ハーブを日常生活で生かすいろいろな方法を勉強する。これが私達のハーブセラピスト養成講座です。

「太古の昔から自然には私たちの病を治す不思議な力が宿っている。その力は緑色をしている」——ヒルデガルト・フォン・ビンゲン（1098〜1179）

　この言葉を残したのは約800年前にライン川中流のビンゲンに生まれたドイツ人女性でした。ヒルデガルトの膨大な薬草研究は「薬草大全」として今でも語り継がれています。

　ハーブセラピストはハーブのアドバイザー。ハーブにはいろいろな薬理効果もあります。ハーブには沢山の不思議な力が宿っています。現代のストレス社会の中で体と心を癒すハーブの効能をぜひ広めたい。日本ハーブセラピスト協会はそんな思いの人たちの集まりです。

　日本にもネギやショウガ、ワサビ……など薬味と称されるハーブが沢山あります。でもそれだけでなく、あくせくしたこのストレス社会の中で、一人でくつろぎたい時、気の合った友人と語らう時、心の奥までリラックスしたい時、その時々の癒しに役立てるために、癒しの立場からハーブを学んでハーブを広めていってほしい。そのためにはハーブのスペシャリストを養成しなければ……。ということで立ち上げた講座がハーブセラピスト養成講座であり、日本ハーブセラピスト協会です。

　地球の環境汚染が問題になっている現代において、もう一度自然を見直し自然の恵みを大切にしていきたいと思います。ハーブの力がきっと私たちを癒してくれることと思います。ハーブを通してみなさまのお役に立てることを心より願っております。

日本ハーブセラピスト協会代表
治面地　順子

もくじ

はじめに …………………………………………………………………………… 002

ハーブ検定試験 2 級編 ………………………………………………………… 007

 はじめに──2 級検定の目指すもの── …………………………………… 008
 第 1 章　ハーブとは ………………………………………………………… 011
  ハーブの定義　012
  ハーブの語源　013
  ハーブとスパイス　014
 第 2 章　ハーブのある暮らし ……………………………………………… 017
  着る　018
  食べる　019
  暮らしと環境　020
  健康と美しさ　021
 第 3 章　ハーブ・ティーを飲んでみよう ………………………………… 023
  ハーブ・ティーを飲んでみよう　024
  ハーブ・ティーの楽しみ方　025
  ハーブ・ティーの淹れ方　026
  嗜好チェック表を作る　034
  簡単なブレンドをする　035
 第 4 章　ハーブ・ティーを美味しくする ………………………………… 039
  道具類　040
  味覚をプラスする　045
 第 5 章　ハーブ・ベーシック 10 …………………………………………… 049
  ペパーミント　050
  スペアミント　052
  レモンバーム　054
  レモンピール　056
  レモングラス　058
  レモンヴァーベナ　060
  ジャーマン・カモマイル　062
  ローマン・カモマイル　064
  リンデン　066
  ローゼル　068
  用語解説　070

第6章　ハーブの栽培……………………………………………………………071
　ハーブ栽培の楽しみ　072
　ハーブの栽培　075

ハーブ検定試験1級編………………………………………………………087

はじめに―1級検定の目指すもの―……………………………………088
第1章　ハーブの歴史…………………………………………………091
　環境・植物・人間　092
　歴史　094
　有史以前　094
　四大文明とハーブ　096
　神話とハーブ　097
　毒とハーブ　098
　不老不死とハーブ　099
　アラビアとハーブ　100
　ヘゲモニー国家とスパイス　101
　まとめ　102
　用語解説　103
第2章　ハーブ・ベーシック・アナザー10……………………………105
　ローズヒップス　106
　ローズ　108
　ローズマリー　110
　セージ　112
　タイム　114
　バジル　116
　オレンジフラワー　118
　マロー　120
　ダンディライオン　122
　チコリ　124
第3章　ハーブ・ティーのブレンド………………………………………127
　ハーブ・ティーのブレンド　128
　ブレンドの基礎　128
　好みのハーブをベースに試す　130
　目的に合ったブレンドを作る　130

第4章　お茶とのブレンド ……………………………………………………… 133
　　　　お茶とのブレンドについて　134
　　　　茶類について　134
　　　　ティー　135
　　　　コーヒー　136
　　　　カカオ　137
　　　　マテ　138
　　　　ルイボス　139
　　　　茶類＋ハーブ＝美味・新鮮　140
　　　　ハーブベースのソフトドリンク　140

第5章　Some more ハーブ ……………………………………………………… 143
　　　　ブレンドに活躍するハーブ　144
　　　　エキナセア　145
　　　　エルダーフラワー　146
　　　　カルダモン　147
　　　　クローヴ　148
　　　　サフラワー　149
　　　　シナモン　150
　　　　ジンジャー　151
　　　　ネットル　152
　　　　ラズベリー　153
　　　　ワイルドストロベリー　154

参考文献 ……………………………………………………………………………… 155

日本ハーブセラピスト協会とは ……………………………………………………… 156

日本ハーブセラピスト協会組織図 …………………………………………………… 158

日本ハーブセラピスト協会資格システム …………………………………………… 159

ジェイ・コミュニケーション・アカデミー癒しのスペシャリスト養成講座 ……… 160

おわりに ……………………………………………………………………………… 162

本書について
◎ハーブやハーブ・ティーなどの利用に際して発生したトラブルや、検定試験などの合否について、著者・出版社では一切の責任を負いません

ハーブ検定試験
2級編

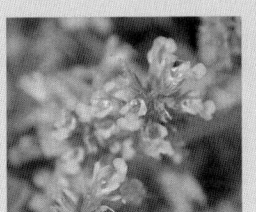 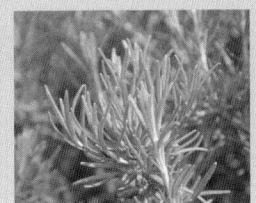 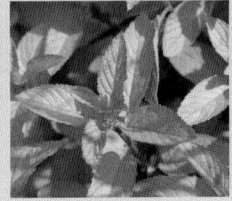

はじめに
—2級検定の目指すもの—

　代表的なハーブの名前を問われれば、たいていの人が幾つかの植物の名を挙げることができるでしょう。ハーブという言葉を聞いて"それは何"と問う人は、ほとんどいなくなってきました。

　一方で、"ハーブとは何"と改めて聞かれると、はたと考えてしまうこともあるのではないでしょうか。一つひとつの植物、ミントとかカモマイルとかは知っていても、ハーブを自分の言葉で説明をするためには、多少の知識と体験が必要なのです。

　健康ブームに乗って、またお洒落な生活などという視点から、マスメディアでもハーブは取り上げられることが多くなっています。しかし流行を追う形であったり、また部分的に強調して取り上げられたときには、情報は必ずしも正しく伝わらないこともあったと思われます。実際、人の暮らしのさまざまな部分に関わるハーブというものに対して、学問的な研究はまだ始まったばかりと言ってもよいでしょう。何千年もの長い歴史の中で体験の積み重ねによる情報はあっても、科学的には手つかずの部分もあるのです。

　本書では体験的に使われてきた方法が科学的に証明されたことを含め、科学的な解明はまだでも長い間の積み重ねから現代多くの人たちに受け継がれていること、歴史やエピソード、植物としてのハーブや栽培法などを取り上げました。具体的にはハーブの意味や全体的な使い方、10種類ほどの身近で使い勝手のよいハーブについて紹介してあります。ハーブの全体像がわかること、ハーブ・ティーを中心にセルフ・ヒーリング——自分自身の癒しにハーブを使いこなせるようになることが、2級検定の目的です。

　成分の一部にも触れているので、参考としていただければよいでしょう。茶剤としての適応も載せましたが、まずは暮らしのどういう場面で、どんな気分のときにどんなティーを飲んだらより心地好くなれるのかを発見していくことが、第一です。

本書は検定向けのテキストですが、検定のための知識だけでなく生活の中で実際に使いこなせるように構成しています。テキストを買い求めて個人で学習する人のために、ハーブについての知識を広げるきっかけになるような、好奇心を刺激するような内容も盛り込みました。おやっと思ったことがあれば、さらに調べてみたり、実際にやってみることが次のステップです。

　自分なりにハーブを使っているけれど、ちょっと自信がない。自分が使っているハーブについて、基礎的な知識を確認したい。他の人と知識を共有したい。自分の知識のレベルを何かの形で証明したい……などと感じている多くの人たちがいることでしょう。検定にチャレンジしてみませんか。

　テキストで学ぶ一方、実際にハーブを自分のものとして使いこなしていくためには、同じハーブの香りをフレッシュ / ドライ / 精油で比べてみる。お茶ならフレッシュとドライで色目や風味の違いを確かめてみる。料理をするときはフレッシュとドライのほかホール / チップス / パウダーによる使い方や量の違いについてもチェックする。一つのハーブでも状態や使い方により、どのような違いが生まれるのかを実際に試してみる、工夫してみるという体験の積み重ねが大切なのです。

　なお、この検定は日本ハーブセラピスト協会の認定するハーブセラピストへの第一歩となることも、付け加えておきます。何かを学ぼうとするとき、それがハーブならなおのこと好奇心を逞しくしましょう。あちこち首を突っ込んで得たものは、一見バラバラに見えても自分の中で必ず一つの力となるのです。

　本書を手に取られた方が、ハーブとの出会いを大切に育ててくださいますように……。

2級

第1章 ハーブとは

街に出れば、ハーブそのものも、ハーブの製品もさまざま見かけます。インターネットで「ハーブ」と検索すれば迷ってしまうほどの情報が溢れています。今さら堅苦しくハーブの定義なんて……という思いもわきそうですが、わかっているようでいて意外に難しいものかもしれません。ここでは一緒に確認をしていきましょう。

第1章

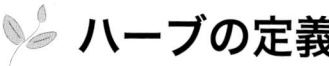 ハーブの定義

　ハーブという言葉も、すでに目新しいものではなくなってきました。ハーブという固有の植物が存在すると思っている人はほとんどなく、ハーブと言われればラベンダーやミントなどを具体的に思い浮かべる人が多いでしょう。
　その複数の植物を指す"ハーブ"という言葉の説明を、いま改めて求められたとしたら、あなたはどのように答えるでしょう。

香辛料
香味野菜
香辛野菜
薬味
香草
薬草
野草
香料植物
有用植物…etc.,

　こうした表現は今までもされてきましたし、これからも引き合いに出されていくことでしょう。ハーブとは何かを考えるときには、ハーブと私たちとのかかわりから考えるのがわかりやすいようです。そのため、上述のような説明ができるのです。しかし、よく見るとハーブのある一面を説明してはいますが、全体像は説明されていないことに気づくでしょう。
　私たちの暮らしのほとんどの場面に登場するハーブは、どの場面とのかかわりで説明されるかによって、少しずつ違う姿に見えるのです。さまざまな場面のハーブをまとめて、"人の暮らしにかかわって役に立つ、香りのある草本類の総称"と定義してみましょう。
　すると、ローズマリーやカモマイルと並んで、私たち日本人の暮らしに古くからなじんでいるシソやミョウガ、ドクダミ、ショウガ、ゲンノショウコなどもこの定義に当てはまるものとして思い浮かぶかもしれません。シソ以下も広くはハーブですが、これらは"日本のハーブ"と呼ばれることが多いのも事実です。ハーブという言葉自体が外来のものであることから、在来種は分けて考えておくのが、現段階ではわかりやすいでしょう。そのことも踏まえて、ハーブというく

くりのポイントを整理すると以下のようになります。

1．香りがある
2．草本である
3．暮らしの役に立つ
4．古代オリエントを発祥の地とする

　例外はあります。たとえば香りの薄弱なもの、木本のもの、またハーブの伝播(でんぱ)とともに元々の発祥の地とは離れた地域を原産とする植物などが、長い歴史の中でハーブとして認識されてきた、などです。上記のポイントは、大雑把に大半のハーブの共通項として捉えればよいのです。
　もう一度定義を文章にしてみると、"古代オリエントを発祥とし、人々の暮らしにかかわって役に立つ、香りのある草本類の総称"となります。
　この定義を見て、なお気にかかることがあるかもしれません。先に挙げられた有用植物とハーブとでは、どう違うかという点です。
　有用植物とは、人間の生活に何らかのかかわりのある植物で、食料植物・香辛料植物、油料植物・飲料植物・海藻・菌類などの食糧としての植物、また薬理植物や、染料・建材・繊維・樹脂などの造形植物、エネルギー植物、観賞植物、環境構成植物など幅広い分野に及びます。酸素を作り出すことまで有用植物の条件に含めれば、地球上の全ての植物ということにもなります。植物に垣根はなくなるでしょう。いずれにしても、いくつかの分野にはハーブも重なっていることがみてとれますね。つまり、ハーブは有用植物ですが、有用植物の全てがハーブではないということができます。

🌿 ハーブの語源

　ハーブは、ラテン語の草を意味する言葉（herba ヘルバ）を源としています。私たちがそのまま外来語として使っている英語の herb も、Webster によれば、最初に広義として"一年生、二年生または多年生に結実し、シーズンが終わったら衰える、木質にならないもの"と説明されています。そして次に"薬用、風味付け、芳香などの特質がある植物、あるいは植物の部位"と、狭義が示されているのです。

このことから、ハーブは元来は"草"を示す言葉であったのが、多くの植物の中から経験的に薬用や調理その他に役に立つものが見い出され、それが世代を越えて伝達され、積み上げ築かれてきたものということもできるのです。

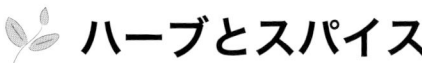 ハーブとスパイス

ハーブと同じように用いられるものに、あるいはハーブの説明にも登場したものに、スパイス（香辛料）という言葉があります。単にスパイスと聞いたときに、何を思い浮かべるでしょう。ローズマリーやタイムという人もあるかもしれませんが、ペパー、ナツメグ、オールスパイス…etc., を思い起こすことが一般的には多いと思われます。歴史の上でも用途・用法の上でも、ハーブと深い関わりをもつスパイスです。この違いをどう説明できるでしょう。

ハーブとスパイスの違いについては、大まかに3つの考え方を紹介しておきましょう。

①原産地で分ける方法
　古代オリエント文明圏を発祥の地とするものをハーブと呼び、熱帯アジアを原産とするものをスパイスと呼ぶ。
②状態で分ける方法
　フレッシュの状態で使用するものをハーブ、ドライにして利用するものをスパイスという。
③植物の部位で分ける方法
　花・葉・茎などを中心に、ときに全草を利用する主に草本類をハーブ、種子・果実・樹皮・根などを利用するものをスパイスという。

この3つの区別ですが、いずれも定義と言うほどきっちりとしたものではありません。原産地についていえば、ハーブの仲間も時代とともに変化しています。人々の暮らしのグローバル化によって、今では南米やアフリカ、オセアニア原産の植物にも、ハーブとして認知をされているものが幾つもあるのです。熱帯原産のレモングラス、オセアニアのユーカリやティートゥリーも、しばしばハーブとして登場します。

状態については、一般にハーブとして認知されているものであってもオレガノ

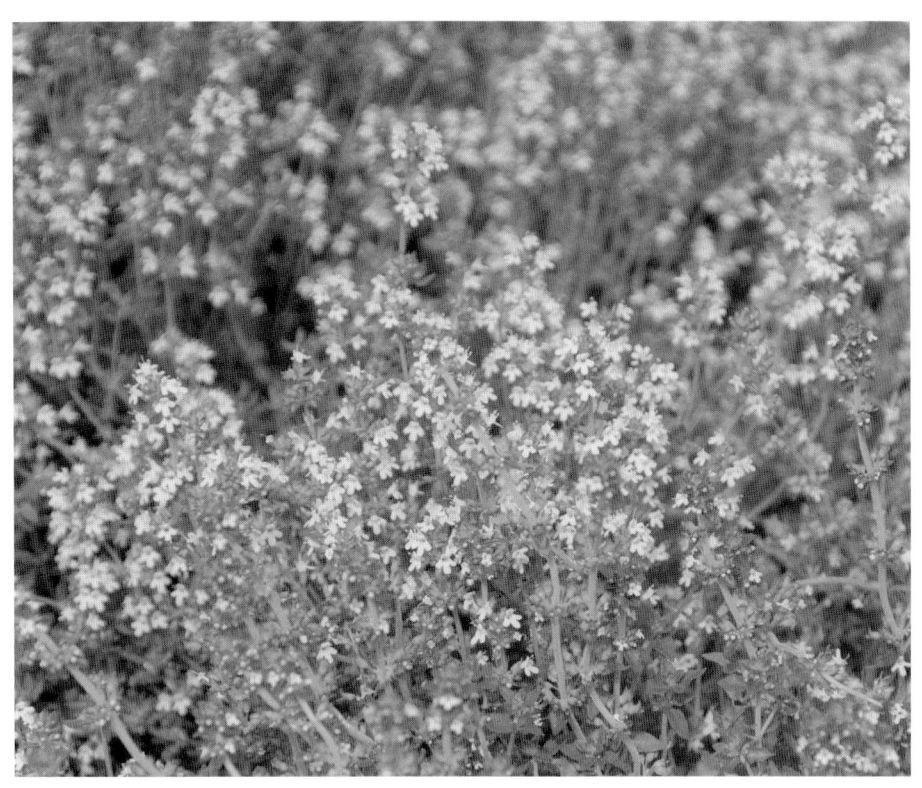
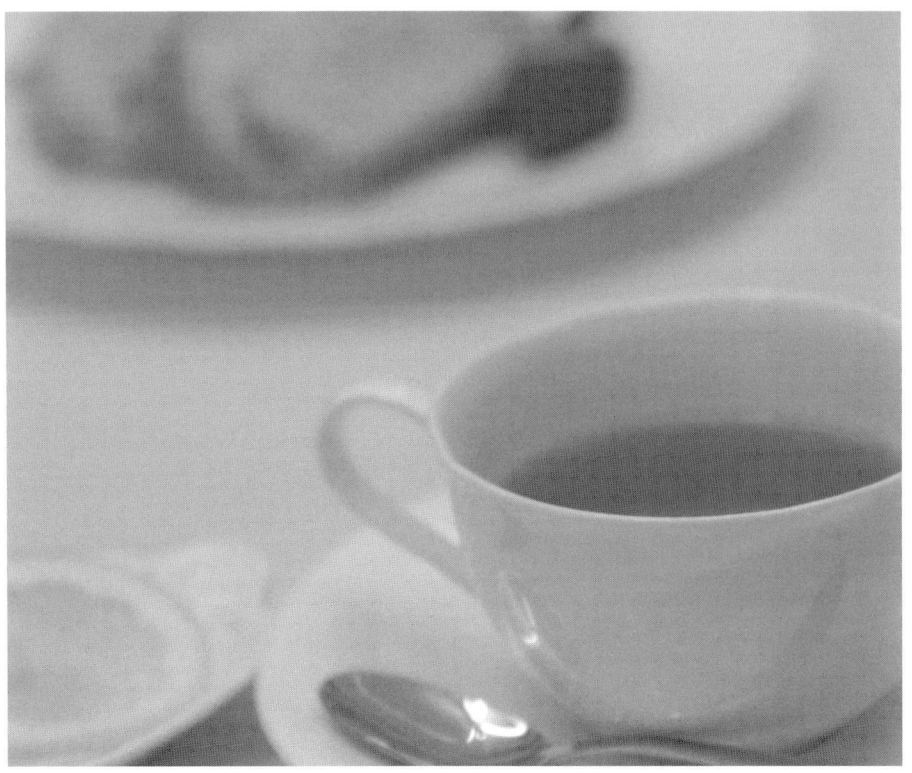

ハーブとは

やベイのように、ドライにした方が香りがよいため主にドライの形で利用されるものもあります。その一方、どちらかというとスパイスとして扱われることの多いジンジャーやガーリックは、頻繁にフレッシュで利用されるのです。

部位での区別にしても、ジュニパーベリーやマートルのように果実でもハーブに入るものもありますし、根を利用するオリスやルーもハーブです。また、蕾であるクローブはスパイスとして扱われます。

このように、前述した区別にもあいまいな部分があるのです。つまり、それほどハーブとスパイスの違いを明確にすることは難しいということです。

このほかにも幾つか考え方はあります。例えば、スパイスは基本的に食品に用いるが、ハーブは食に用いないものもあるということです。確かにハーブには染料にはなるけれど食用とはしないというようなものもあります。しかし、ハーブもスパイスも個々ではなく全体としての用途を考えたとき、調理にも化粧料にも、薬にもアートクラフトにも…といったように同じように使えるといえるでしょう。

世界のそれぞれの地域には、それぞれこうしたハーブやスパイスに類する植物があります。こういう分類ができるという基本的なところを理解しておきましょう。その上で、細部にこだわるよりハーブ＆スパイスと大きなくくりで捉えればよいのです。

身土不二（しんどふに）という言葉は、文字通り、人の体と土地は別のものではない（一体である）ということです。つまり、人の命を支える食糧は土が育むことから、人の命は土とともにあることを意味しています。かつて、四里四方で獲れる旬の食材を食べようという考え方がありました。自分の暮らす地域で獲れたものがよく身を養うという意味でしょう。日本の食糧自給率の低さという問題の一方で、いまや地球が一つの単位になりつつあるのも事実です。こうした変化の中に、ハーブと私たちとのかかわりがあります。未来に向かい、グローバリゼーションの波はさらに大きくなっていくでしょう。世界はさらに密接になり、ハーブは新たな仲間を見出していくに違いないのです。

2級

第2章　ハーブのある暮らし

暮らしへのハーブのかかわり方は、生活全般にわたりさまざまです。健康の維持、病気や怪我の治療、日々の食事や美容でのトリートメント、染色、清潔で健康的な生活空間の維持、生活雑貨や嗜好的な生活環境の演出など、文字通り衣食住にまたがって生活を支えてくれるのです。利用法のいろいろを具体的に確認してみましょう。

第2章

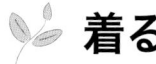 着る

　暮らしの三本柱である衣食住のうちの衣。着ることとハーブのかかわりということでは、まずは繊維を提供してくれる植物を挙げることができます。繊維は、衣料の原料とばかりは限りませんが、フラックスやローゼルなどから採れる繊維は、かつて貴重なものでした。

　次に、染めるという行為に関係する植物があります。植物からとれる繊維の色は、いわゆる生成りですが、これをさまざまな色に染めることが行われてきました。化学染料が発見されるのは、19世紀半ばのことですから、実に長い間植物による染色が行われてきたことになります。白というのも後になって獲得された色です。染料植物として知られているものがイコール、ハーブの仲間ではなく、逆にハーブが全て染料植物ではありませんが、多くのハーブが実際に染色に利用できます。

　染料になるハーブのうちでよく知られているものにはサフラワー（紅花）、マダー（西洋茜）などの赤を染め出すもの、青を染めるウォード、黄色を染めるターメリック、ダイヤーズカモマイル、ガーデニア（クチナシ）などがあります。はっきりした色合いを染め出す、どちらかというと特別な染料植物です。

　それ以外のハーブも、他の植物がそうであるように媒染剤の種類にもよりますが、ややくすんだ黄系からカーキ、グリーン、茶系、グレー、黒系までを染め出すことができます。これらはアースカラーとも言われ、やさしい風合いで互いによくマッチします。

　ハーブ（植物）で染めたものは、化学染料のようなビビッドな色や、サンプルを見て「これ」と望むような色は出しにくいのですが、温かみのある優しい色を表現します。ターゲットとする色が必ずしも発色しないことも、生き物相手なのでどんな反応が出るか楽しみにするという気持ちで行なえば、いつも新しい驚きに出会えるのです。

　また、ハーブで染めたものには失敗がありません。同じ工程で行なっても初めて出る色、二度と染め出されない色であったりするのです。どんな色であっても世界に一つしかないオリジナルカラーが得られます。同じ色が出ないからといって困ることもありません。それぞれがとてもよくなじむからです。

　さらに、ハーブで染めたものの中には、防虫効果を有するものがあることや、体を冷やさない効果をもつものがあるといわれています。衣類を保管する上で欠かすことのできない防虫剤も、モス・ポプリとしてハーブで賄えるのです。衣替

えで出してきたときには、心地好い香りをもたらします。シューズ・キーパーへの応用も、同様です。

　着ることを少し拡大して、身を飾ることも考えてみましょう。ハーブ染めの布で作るコサージ、香りの素材で作るアクセサリーなど、アイデア次第でさまざまなものを創出する楽しみが広がることでしょう。香りの小物は、身につけている人に精神的な充足を与え、装飾的な面だけでなく、ほのかに香りを発することから、使い方によってはアロマセラピー的な効果を期待することもできるのです。

食べる

　言葉の上でも衣食住の真ん中に入っている食。食べることなくして生命をつなぐことはできないのですから、真ん中に入ることにも頷けます。

　食べることとのかかわりでは、まず香味野菜としてそのままで食べられるハーブがあります。淡白な野菜を使うことの多いサラダに味（辛味や苦味など）や香りでメリハリをつけることができるのです。見た目においても、異なったグリーンの色味を添えて食欲を誘ってくれます。

　多くの食用にできるハーブの花は、エディブル・フラワー（食用花）としての利用もでき、目を楽しませるとともに、まろやかな味や淡い風味を提供します。

　また、香辛料的に用いることもできます。香辛料の４つの働きとしては、香り付け（賦香作用）、臭い消し（矯臭作用）——肉や魚など素材の——、味付け（呈味作用）——辛味をはじめ苦味、甘味など——、そして色をつける（着色作用）が知られています。ハーブの働きもそれと同じです。ハーブ＆スパイスと同じくくりで捉えることができる所以でもあります。

　その他、多くのハーブに抗菌作用や抗酸化作用があることが、研究により明らかにされてきました。すでに食品の保存などにも応用されています。生体に入ってからの働きについても、明らかにされつつあるのです。

　いずれにしても、人間の体は食べたものによって養われているのです。ハーブには、多かれ少なかれ全身の機能回復を図りバランスを保つ効果があります。たとえ含有成分が微量であっても、日々食べるという行為によって体に取り入れ、積み重ねていくことの結果は大きいでしょう。

　機能的な面だけではなく、食べる楽しみに貢献するところも大きいものがあります。"五感"とはよく言われることですが、現代の生活では視覚に頼る部分が

非常に大きくなっています。そんな中で、食べるということは五感をフルに使う行為の一つなのです。香りにより食品が傷んでいないか判断し、好き嫌いなどの嗜好を決める要因にもなります。美味しそうだと思えば唾液の分泌をはじめ体が食物を受け入れる準備を始めます。色や形を目で楽しみ、口に入れて舌触りや歯応えなど食感と味覚で味わい、咀嚼音を聞くというように、五感の全てを使うのです。素材だけではなく、調理法、テーブルコーディネートなどを総合した結果ですが、ハーブの関与も大きな位置を占めます。

　ハーブと食とのかかわりはさまざまにありますが、ハーブを育てることからトータルにかかわり、ハーブを食に取り入れることで、私たちは飽食といわれて久しい自分たちの食生活を振り返る契機とすることもできるでしょう。

暮らしと環境

　住には、住まいだけでなく広くは自然環境も含まれると考えたいものです。私たちが暮らすこの地球は、45億年ほど前に誕生したと考えられています。そして38億年前に初めて誕生した一つの生命を、現在この地球に生を受けている植物も動物も全てが、元にしているのです。種の多様化は環境が激変した場合の、生命の存続する可能性を高めます。ヒトもその例外ではありません。

　にもかかわらず、文明を築き上げたヒトは、人間を中心に地球を考えるようになってはいないでしょうか。もう一つ言えば、人間が環境の変動を引き起こす要因になってはいけないのです。オゾン層の破壊のような大きな問題を抱えてしまいましたが、全ての生命が等しいことを思い起こし、私たちの住む器である地球という環境を守るために、自然との共存をそれぞれが自らに問うていかなくてはならないでしょう。人間が守り育ててきたハーブも、元は野にあったものです。私たちはハーブをはじめ多くの自然の恩恵を受けて生かされてきました。ハーブに接することを、地球に優しい暮らし方を考える取っ掛かりとすることもできるのです。

　直接的な住ということでは、快適な生活空間の創出や、衛生的な住空間の保持ということにハーブがかかわってきます。住空間という人間の暮らす器そのものを造る建材は、むしろ有用植物の範疇になるでしょう。

　歴史を紐といてみれば、ストローイング・ハーブとして床に撒くことによって、その殺菌作用や抗菌性を利用したり、踏みしだくことによって生ずる香りを、さ

まざまな臭いを取り去ることに使ってきました。現在私たちが主にインテリアと考えるようなアートクラフトも、空気の浄化や暑さの軽減などの目的で利用されていたのです。

　中世ヨーロッパでペストが流行したときにも、防疫にハーブが使われました。それ以外になす術がなかったとも言えますが、それはまた理に叶った方法でもあったのです。家の前でハーブが焚かれその煙で屋内を浄化したり、出歩く人はポマンダーやタッジーマッジーを携えました。これは病人を訪れる医師も同様であったといいます。病気は悪魔の仕業であると考えられ、臭いが悪魔を追い払うとされたのですが、図らずも焚かれたハーブは抗菌性の強いものであり、実際に防疫の働きをしていたのです。

健康と美しさ

　"美容と健康"とは一般的に使われる言葉ですが、敢えて"健康と美容"と言いたいものです。健康美という言葉もあるように——その反対を意味する言葉もありますが——健康があってこその美なのです。

　健康については、食のところでも触れたとおりです。ビタミン、ミネラルをはじめ微量要素——食品の機能性成分としても知られてきた——などを含んだハーブも多く、健康とともに美容にも貢献しています。

　食べる以外に、石鹸、化粧水やクリームとして外用に用いることにより、補水、保湿、肌のきめやpHを整え、皮脂のバランスを保つ、美白、柔軟、収れんなどの効果を期待することができます。ハーブの成分が添加されている市販品もありますが、私たち自身が自分にあったものを手作りすることが可能なのです。

　そのほか入浴料やフェイス・サウナなど、美容効果とともに心身のリラックスを得る効果は大きいのです。忙しさの中で気分のイライラ、ザラザラが肌にも出てしまいそうなとき、体調不良で肌の色までくすんでしまいそうな気分のとき……ハーバル・バスを試してみるとよいでしょう。歴史にその名を残した美女たちが、いかにハーブを使って自らを磨いたかに思いを馳せるひとときも、リラックスにもってこいです。近年、注目されて広まってきているアロマセラピー（芳香療法）やホーティカルチュラルセラピー（園芸療法）なども、健康面へのかかわりを含め、ハーブとも深いつながりがあるのです。

2級

第3章　ハーブ・ティーを飲んでみよう

あなたはハーブ・ティーにどのようなイメージを持っているでしょう？「美味しい」「好き」「きれい」……なら入門編をクリア！　もし、「梅干しのようにすっぱい」「薬臭い」……と思っていたら残念！　でも新しい気持ちでハーブ・ティーと向かい合って欲しいものです。あなたにとって美味しいハーブ・ティーを見つけましょう。

第3章

🌿 ハーブ・ティーを飲んでみよう

　"ハーブ・ティー"は香りある草であるハーブが、その効用とともに日々の暮らしにもたらしてくれるさまざまな楽しみの一つです。また日常を彩るティーとしてだけでなく、暮らしの知恵が親から子へと代々受け継がれた、薬草茶としての側面も持っています。効用の全てが化学的に解明されているわけではありませんが、実際に長い間茶剤として処方されてきた歴史を持ち、それは現代でも生きているのです。

　さて、なぜハーブ・ティーなのでしょう。当然ハーブ・ティーは外来のものです。和製ハーブとか日本のハーブなどとも言われるように、代々受け継がれた植物利用の知恵はもちろん日本にもあります。お茶として、民間薬としての効能を持つものは数多く使われてきましたし、現在も使われています。にもかかわらず、なぜハーブなのでしょうか。その答えは、人によって異なるでしょう。この本を手にとられた皆さんには、その答えをそれぞれ見つけて欲しいものです。ハーブセラピストを目指す人はもちろん、まずはセルフヒーリングのための知識を学ぶに当たって、自分にとってのハーブというものをしっかり見つけることは第一歩です。

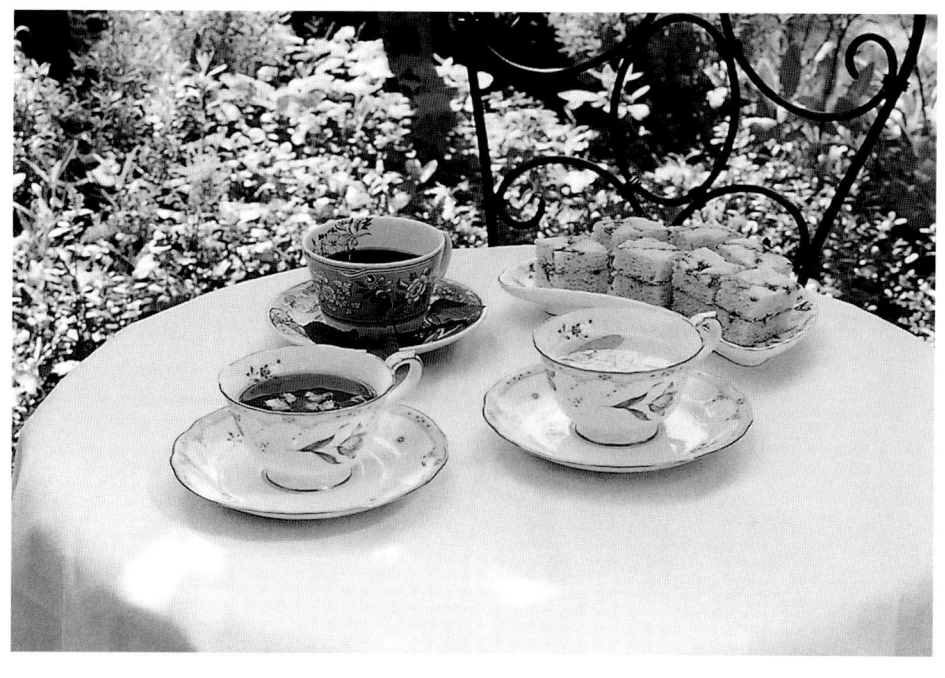

ハーブというと効用を先に考えがちですが、美味しくなくては、好きと思えなくては意味がありません。それはハーブが単なる薬ではなく、日常を支えるものであり、精神的にも働きかけるものだからです。美味しいということ自体、好きだと思えること自体が、ハーブ・ティーの効果をもたらす一歩なのです。自分にとっての美味しさ、嗜好を発見できれば、セルフ・ヒーリングの扉を開けたといえるでしょう。
　ハーブ・ティーの特徴は、
①さまざまな個性のある香り
②グリーンやブルー、ルビー色などさわやかな色合い
③他の茶類と異なりカフェインを含まない
④子供から高齢者までさまざまな人たちが、日常の嗜好や体調に合わせて、幅広く口にできること
⑤香りとともにティーを取り入れることで体も心もリラックス、リフレッシュできること
などです。そして、こうしたハーブ・ティーの魅力を知り尽くすことが、ハーブの有効成分を利用する知恵を裏から支えているともいえるのです。美味しいと感じたり、好きだという思いがあってこそ、ハーブは暮らしの中に根づくのです。

ハーブ・ティーの楽しみ方

　ハーブ・ティーの魅力について、考えてみましょう。
　要素には、
①香り（アロマとフレーバー）
②色（カラー）
③味（テイスト）
があります。
　テーブルやティー・カップに添えられてハーブがあれば、触れてみましょう。植物からのメッセージが伝わってきます。それを材料に、一緒にいる人との会話を弾ませ、一人なら静かに時の語りかけや、自分の心に耳を傾けます。ハーブとの関わりは栽培から始めるのがベストですが、ハーブ・ティーも五感刺激そのものです。五感を解き放ち、または研ぎ澄ましたりすることにより得られるものが、確実にあるのです。

ハーブ・ティーの味は、香り（フレーバー）――口の中で感じる香り――であるといえるでしょう。酸味、まろやかなとろみ、甘味、苦味などのように舌で感じる味（テイスト）もありますが、大半は飲んだ後で口中から鼻へと返ってくるフレーバーが、ハーブ・ティーの味を形作っています。鼻をつまんでテイスティングすると、そのことがよくわかります。

ハーブ・ティーの香り（アロマ）――外から感じる香り――はミント系、レモンやオレンジを始めとする柑橘系、ローズマリーに代表されるような森林を思わせる香り、道端に生えているダンディライオン（タンポポ）の大地の豊かさを思わせる香り、いろいろな花の甘い香りなど、実にさまざまです。

また、ほとんどのハーブ・ティーは、フレッシュなら透明で澄んだグリーン系の色（ミント、レモングラス、ローズマリー、セージ、タイム、レモンバーム、カモマイル、キャットニップ、マジョラム、ラズベリーリーフ、サボリー、フェンネルなど）です。そのほかに紅系の色のハーブ・ティーとして、ルビー色を呈するローゼル（ハイビスカス）やローズヒップス、ブルー系のものでは、夜明けの空を思わせるブルーを呈するマロウ（夜明けのティザーヌともいわれる）やラベンダー、コーヒー同様琥珀色のティーとしてダンディライオン、チコリなどがあります。ティーの持つ独特の色合い自体が、気分転換やリラックスの世界へ誘ってくれるのです。これらの色を楽しみ、香りを組み合わせることによって、ハーブ・ティーの世界はグンと広がりをみせます。自分にとっての楽しみ方を見つけ出すことは、植物との信頼関係を結ぶと言い換えてもよいでしょう。

ハーブ・ティーの淹れ方

お茶というのは緑茶、ウーロン茶や紅茶など発酵のある・無しにかかわらず、通常、葉を蒸したり焙煎したり、熱風乾燥したりと熱を加えて作るものです。それに対して、ハーブ・ティーは、一部の例外を除きハーブをドライ（乾燥）にしたものです。

ハーブの原点はフレッシュですが、ティーにしても、その他、料理やポプリにしてもフレッシュが使える時期はどうしても限定されてしまうので、ドライにして保存することで一年中利用することができるのです。

もちろんドライが作られる理由はそれだけではありません。ドライにした方が

香り豊かになるハーブ（ローズ、オレガノ、ベイ他）もあるのです。このことを理解するためにも、一つひとつのハーブの香りを知っていくことが大切なのです。

　ドライの延長線上と思ってよいのですが、数少ないながらもローストして作るハーブ・ティーもあります。ダンディライオンの根やチコリの根などがそれです。こうして作られたハーブ・ティーは、その色やほろ苦い味わいからハーブ・コーヒーと呼ばれることが多いのです。好みによっては、バードックで試してみるのもよいでしょう。焙煎の加減によっても香り・コクなどが変わってくるので、一度は自分で採取して焙煎してみることを勧めたいハーブです。

　ホットとアイスということでいえば、それぞれによい点があります。単に冬はホットで、夏はアイスでというだけでなく、例えばアイス・ティーそのもの、あるいはアイス・ティーとフルーツ・ジュースを合わせたものは、スポーツ・ドリンクとしても喉を潤すのにさわやかな飲み物となります。ローゼルのきれいなルビー色のアイス・ティーを利用すれば、ノン・アルコールのパンチも作れます。香りの点でいえばホットに軍配が上がるでしょうが、アイスにはまた別の魅力があるのです。

　以下、ドライ、フレッシュ、アイスに分けてハーブ・ティーの淹れ方を紹介していきます。

■ドライ・ハーブを使って

①１人分は、ドライで約１ t（ティー・スプーン）を基本とします。ただし、重量の違いや浸出する水の違い、ハーブの香りの強弱などによって、多少増減します。ベーシック10で個別に紹介した量は、茶剤としての分量なので、嗜好的なお茶として飲む場合には前述の分量を目安に、好みに合わせて美味しいと思う分量を按配すればよいのです。

　市販のドライ・ティーは、チップス（葉が細かく裁断されている）とホール状（葉の原形を保っている）のものとがありますから、形状によっても１ t という分量の判断に違いが出ることがあります。細かいものはやや少なめに、ホールのものはそのままか粗く砕いた状態で使います。ホールのまま使いたい時は、細断した状態を想像して目分量で換算して用いましょう。ティー・バックを利用する場合は、それぞれの指示に従ってください。

②ティー・ポットとカップは、あらかじめ温めておきます。

③ハーブを適量ポットに入れます。湯は一度沸騰させてから一呼吸置いたものを注ぎ、香りを逃がさないように素早く蓋をして３分程おきます。３分程というの

は、花や葉のティーの平均的な浸出時間です。ローゼルのガクや、ハーブ・コーヒーのように根の部分を使ったお茶の場合には、少々時間を長めに5分程おきます。しかし長くおき過ぎると風味を損ない、苦みが出てきたりするので気をつけましょう。

④濃い目のハーブ・ティーを飲みたい時には、素材の量を多めにします。濃いお茶を得るためにおく時間を長くすると、ハーブ・ティーのもつ独特の風味を失うことがあります。

⑤ポット内に茶漉しがない場合は、ティー・ストレイナーを使って注ぎ分けます。数人分淹れるときには少しずつ順に注ぎ、均等に淹れます。ポット内には残さず、注ぎ切ります。

⑥例外的に、鮮やかな色目の変化を楽しむために、カップの中にドライの花を入れてお湯を注ぐ方法を取るものもあります。マロウ・ティーがそれで、"夜明けのティザーヌ"(ティザーヌはフランス語でハーブ・ティーのこと)と名付けられています。まさに夜が明け初めていくときの空の色を思わせるティーで、カップの中で描かれる一時の絵巻にはうっとりさせられるでしょう。カップ内に花が散って飲みにくいようなら、お茶パックを利用する方法もあります。

■ドライ素材の扱い方

①ホール状のものは、余り細かくしないである程度の大きさで扱う方が直截的な味にならず、まろやかな風味が味わえます。

②使用した残りのドライ素材は密閉容器に入れ、冷暗所に保存します。高温多湿、また直射日光は香りも素材自身をも損なうので、要注意。

③素材は、常に新しいものを求めるように注意します。例えば、よく売れる店で買い求めるとか、売れ筋のハーブを入手するというふうに。ドライ・ハーブの多くは輸入されたものなので、新しい素材を手に入れられるよう、日ごろから目配りしておくことも大切です。

④ティーを入れるときに、温められて湯気の立っているポットの上でドライをいきなり振り落としてはいけません。必ずスプーンにとってからポットに入れます。これは湿気を防ぎ、ひいてはカビを防止する上で大切な取り扱い上の注意点なのです。

ドライ・ハーブの淹れ方

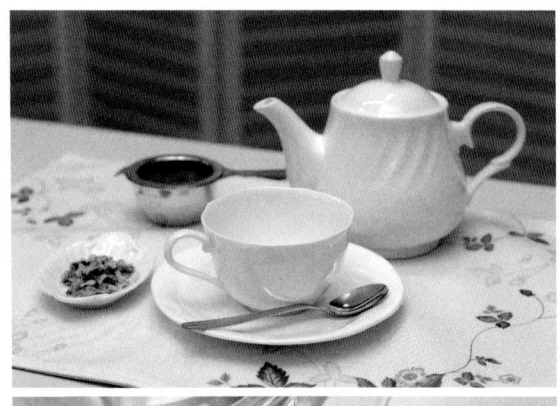

ポット、ティー・カップのほか、ティー・ストレイナーもあると便利です。ハーブはティー・スプーンを使って計量しましょう

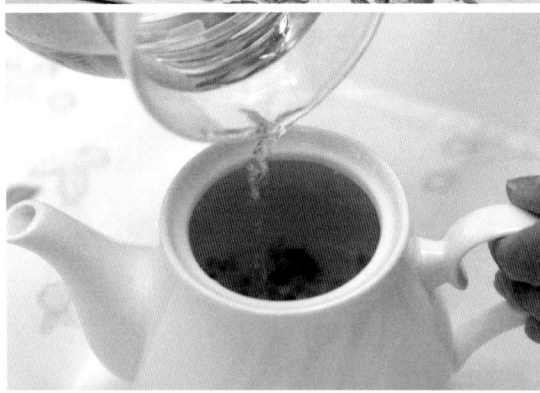

人数分のハーブをポットに入れたら、沸騰のおさまった湯をカップの7分目×人数分注ぎます

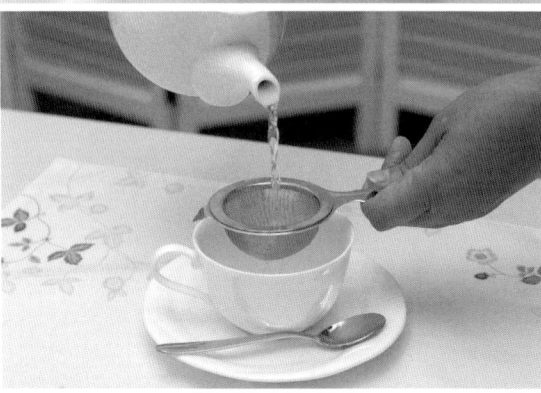

ポット内に茶こしがついていない場合は、ティー・ストレイナーを使って注ぎ分けます

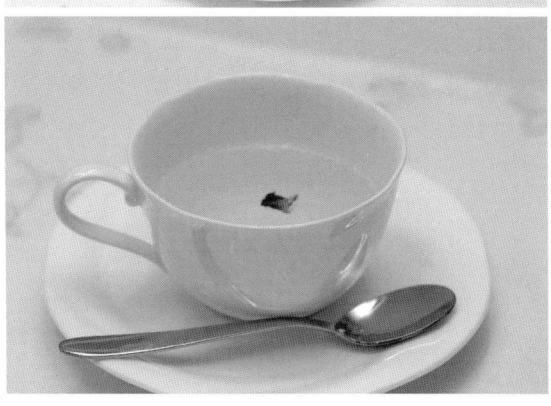

フレッシュ・ハーブの一葉(ひとは)や先端部分の葉、花を浮かべるのも、心豊かなティー・タイムを演出します

■ フレッシュ・ハーブを使って

①フレッシュ・ティーの淹れ方も基本的にはドライ・ティーと同じです。
②フレッシュの分量は、1人分が約3t。ティーに限りませんが、フレッシュを用いるときにはドライの3倍量で考えるのが、一応の目安となっています。茎ごとのフレッシュでわかりにくい場合は、ハーブの香りの強さによっても若干違いはありますが、10cmくらいの枝1〜2本を1人分と考えてもよいでしょう。
③フレッシュ・ハーブは必要に応じてさっと洗い(自家栽培のものなど必ずしも洗う必要はない)、水気をきっておきます。
④先端の柔らかい部分は枝ごと、茎の固いものは葉だけ取って使います。
⑤ポットの大きさに合わせて適当に千切りますが、余り細かくすると青臭くなることがあるので、粗いくらいにしておきます。少し大きめのままハーブを使った方が、ドライ・ティーを入れたときには味わえないぜいたく感も楽しめます。
⑥浸出時間は3分程度ですが、ハーブにより青臭さが出やすい場合には、時間を短くして浸出します。

■ フレッシュ素材の扱い方

①フレッシュの素材は必要に応じてその都度摘みますが、できれば午前中あまり太陽が高くならないうちに、その日使う分を採取するのが理想的といえます。
この時間のハーブが、一日のうちで一番香りを蓄えているためです。
②茶色い部分や傷んだ部分は摘まないようにし、取り去ります。
③脇芽のすぐ上の部分で摘むようにすると、使いながら株を大きくすることができ、ハーブの手入れにもつながります。
④花のお茶は、開ききったものではなく、咲く一歩手前くらいのものを採取します。
⑤採取するときには、枝を傷めないように気をつけ、はさみなどを利用して丁寧に摘み取ります。
⑥自分で無農薬栽培したフレッシュであれば洗わなくてもよいくらいですが、洗う場合には冷水や熱い湯は避け、水でさっと洗い流して、水気をよく切っておきます。
⑦もしフレッシュを摘み過ぎてしまったり、買ってきたものが必要量以上あった場合には、ティー・タイムのテーブルを演出するグリーンとして飾ってみたり、ドライにして保存しておくとよいでしょう。

フレッシュ・ハーブの淹れ方

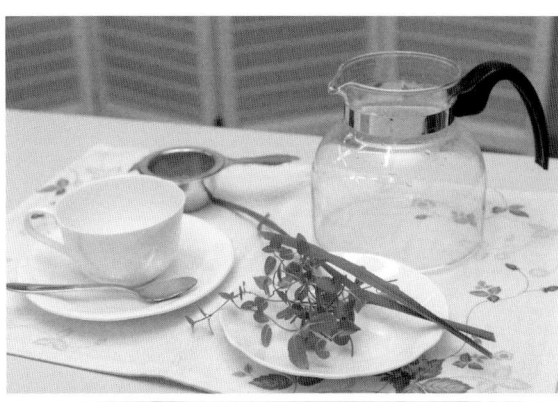

例えばポットをガラス製にすると、フレッシュ・ハーブ独特のみずみずしさを目でも美味しく味わえます

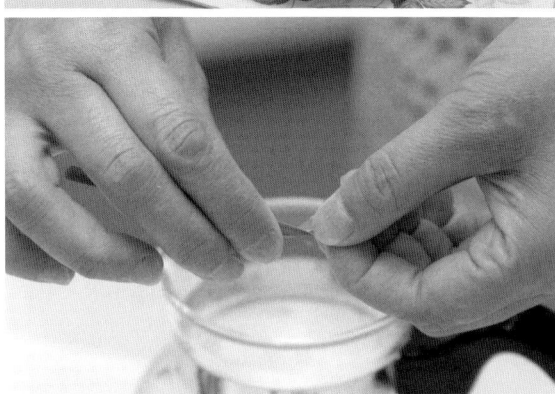

細かくなりすぎないようハーブを千切ります。手で千切った方が香りが出ます

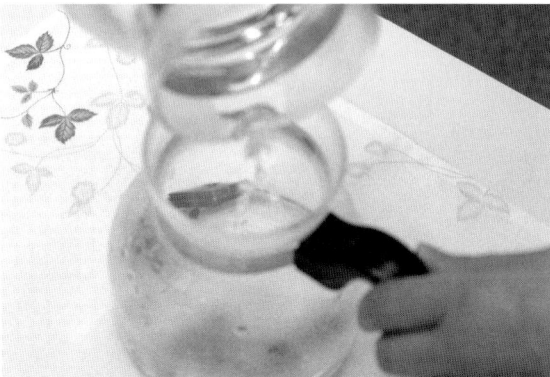

沸騰のおさまった湯を適量注ぎます

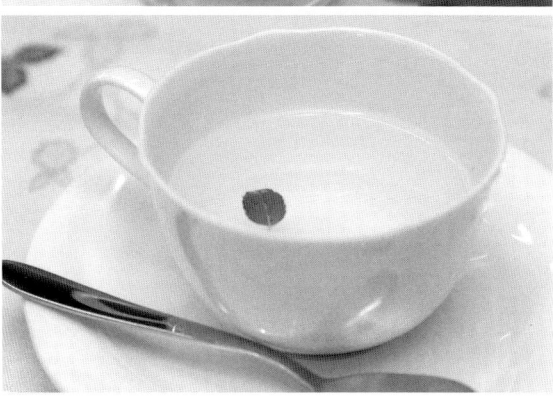

フレッシュ・ハーブで、装いをオシャレにしましょう

■アイス・ティーの淹れ方

①基本的にはホット・ティーと同じ淹れ方ですが、湯の量を減らしてホット・ティーより濃い目に入れます。
②一定時間おいてから、紅茶と同様に氷を入れて用意したグラスに、熱いハーブ・ティーを注ぎます。
③テーブルに供するとき、フレッシュのミントやレモンバームの一枝を、マドラー代わりにグラスに添えると見た目にもさわやかさを演出できます。

　分量は1人分で紹介しましたが、1杯分のティーは湯の温度が低くなったり、量が十分でなかったりして味や香りを存分に引き出せないことがあります。1人分のお茶や紅茶が美味しく淹れにくいのと同じです。1人分で淹れるときには、ハーブの分量を調整するとか、2杯分のお茶を用意するとか、工夫をしてみましょう。

　ハーブ・ティーは他のお茶同様、二煎まで有効です。それ以上になると色も香りもなくなるので、おいしくいただくためには二煎までとします。

　市販のティー・バックは、中身のドライが細かいため、思いのほか濃く出てしまうことがあります。まずは添付の飲み方に従ってみます。ハーブ・ティーを飲み慣れないうちは、濃い目のティーは美味しいと感じにくいことがありますから、薄目のものから慣れていくことをお勧めします。

　また、ハーブ・ティーは香り高く色美しいティーですが、だれもが等しい思いを持つものではありません。自分にとってのよい香りが、他の人にとって必ずしもよい香りとは限らないこと、人に勧める場合には人の好み、感覚というものが千差万別であることは忘れてはならない大切なことです。

　ここで紹介したハーブ・ティーの淹れ方は、あくまでティーとして、つまり嗜好品としての飲料です。日々美味しくいただくことで、微量な成分を継続的に取り入れることができるでしょう。楽しくリラックス、リフレッシュしながら体をバランスよく保つことを狙いにしています。浸出時間を長くすると、成分は多く溶け出しますが味が濃く、風味も強くなって飲みにくい場合があります。茶剤としての調製は、浸出時間や量が少し違ったりするのでベーシック10の項を参照してくだい。

アイス・ティーの淹れ方

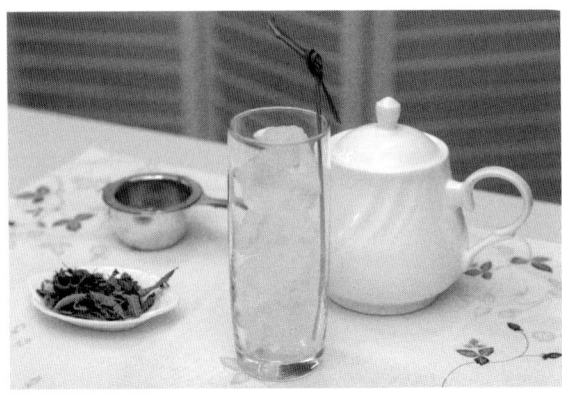

ポットやティー・ストレイナーのほか、たっぷり氷を入れたグラスを用意します

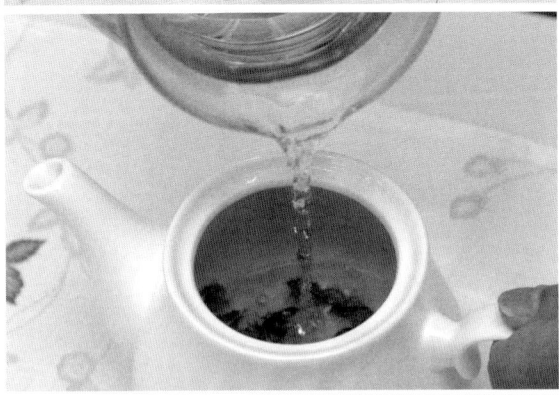

ポットにはホット・ティーを淹れる時の半量程度の湯を注ぎます

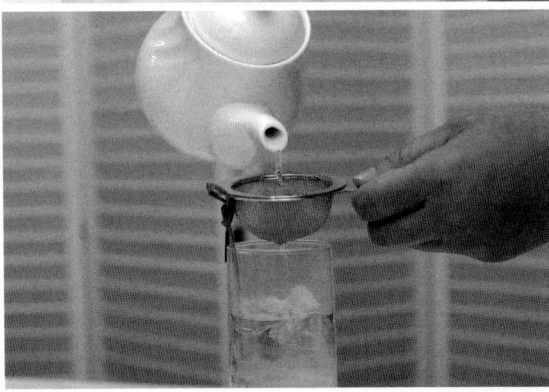

一定時間おいたら、グラスに注ぎます

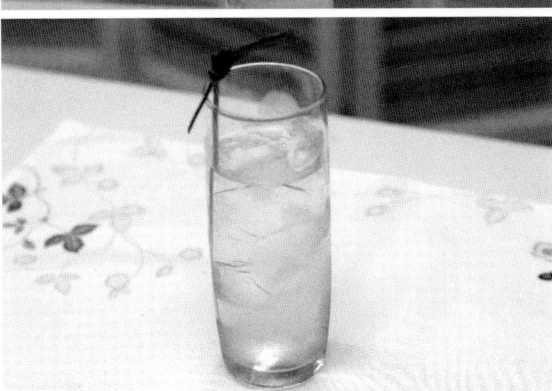

フレッシュ・ハーブをマドラーにして、涼しげにアレンジすると同時に、香りを補います

嗜好チェック表を作る

　単品で調製するハーブ・ティーのことをシンプルズといいます。つまり、お茶として飲めるハーブを単独でティーに用いることです。それ自体は簡単ですが、このシンプルズという飲み方は実はとても大切なのです。

　シンプルズを一つひとつ試していくと、これが好きというものに出会えるでしょう。さらにはブレンドしたものも飲みたくなってくるに違いありません。初めは市販のハーブ・ティー・ミックスを試しても、やがてそれに飽き足らなくなって自分でブレンドを作りたいと思うようになってくるでしょう。そのときに、単独のハーブ・ティーの香りや味など、その特徴をしっかり把握できているかどうかが、バリエーションを広げていくときの差として大きく現れてきます。数多いハーブの中から自分の好きな香りを見つけておくことは、オリジナルのハーブ・ティーをブレンドしていくときの重要なポイントとなるのです。

　個々のハーブの味や香りを自分の好みと合わせてしっかり把握するために、嗜好チェック表を作って記入する習慣をつけましょう。

　シンプルズごとに、下記のような嗜好チェック表を作ります。1回だけではなく、飲むたびに日付と嗜好チェック（例えば◎とても好き、○好き、□まあまあ好き、△どちらでもない、×嫌いなど）、そして感想や気づいたこと、その時の体調などを記入していきます。これによってだんだん好きになっていくとか嫌いになっていくという変化や、季節や体調により嗜好に差が現われるかなどを把握することができるのです。

嗜好チェック表

○ハーブ名		
日付	嗜好チェック	感想

また、感想を自分の言葉で記録しておくことも大切です。たとえばテキストに"さわやかな香り"と書かれていたとします。これは著者の、あるいはより一般的な表現であるかもしれません。そこで、"冷たい感じ"とか、"目が覚める感じ"など自分がそのときに受けた印象を記録にとどめておいた方が、より適切にその植物を自分のものとすることができるのです。自分の感覚を鍛え、育てることにもつながります。

簡単なブレンドをする

　シンプルズを試していくときに、一つのハーブ・ティーでもフレッシュ・ハーブとドライを比較してみましょう。一般的に色の点からいうと、透明感においてはフレッシュ・ティーの方が数段勝っているようです。香りについては、フレッシュの方が青臭くなってしまうもの、香り高くなるもの、あるいはドライの方が豊かに香るものとハーブによりさまざまです。例えば、カモマイル・ティーは、味と香りの点からいえば、ぜひともフレッシュで試してもらいたいハーブ・ティーの一つです。

　いずれにしても、それぞれのシンプルズについて、ドライとフレッシュを飲み比べて特徴を把握し、好みのハーブを見つけていくことが、ハーブ・ティーを知る上でもブレンドを始める上でも、第一歩なのです。そして、初めてのブレンドは以下のようにして行なうと失敗が少ないでしょう。

①同種のものを合わせる

　例えばミントなどは仲間が大変多いハーブですから、それらをブレンドする方法です。同種のものでブレンドを作ると単独で淹れたときにはなかった深みが得られますし、少し飲みにくいものでもクセや青臭さが消えて飲みやすくなるものです。さらに、ブレンドするハーブの種類や数を変えたり、比率を変えることによって異なった風味が得られます。

②相性のよい定番ブレンドの活用

　ハーブの中には、経験的に相性がよいとして知られているものがあります。例えば、ローズヒップスとローゼルやレモニーミントと呼ばれるレモン系の香りのハーブとミント系をブレンドしたものなどです。市販品としても同様のブレンド

のさまざまな素材のティーが出回っています。こうしたものこそかえってオリジナルの作りがいがあるかもしれません。前述のように比率を変えて趣の違うものを見つけ出すのも楽しいものです。

③好きな香りをベースにして、それにアクセントとしてのフレーバーを加える

例えばカモマイルの甘い香りの畑の中に、５月のさわやかな風が吹き抜けるようなイメージなら、カモマイルの花にミントを少々加えます。また、森林の香りに木漏れ日の暖かさをプラスしたようなイメージで、ローズマリーにレモン系の香りを添えたらどうでしょう。このブレンド方法は、ベースになるハーブの香りにまろやかさを与えるものでもあります。シンプルなブレンド法ですが、想像力を逞しくしてさまざまに試してみましょう。アクセントとしてフレーバーを賦与するハーブは、その個性にもよりますが、メインのハーブの 1/3 〜 1/4 でよいでしょう。

④親子のブレンド

これも①の同種のブレンドに準ずるものですが、同種の植物の、別の部分からそれぞれ得られた素材をブレンドするやり方です。例えばローズペタル（バラの花弁）とローズヒップス（バラの実）のブレンド。相性もよく、色や香りの微妙な変化を楽しむことができます。

最初はあまり多くの素材ではなく、２〜３種でブレンドしてみた方が、違いがわかりやすいでしょう。さらにブレンドを進めていくと、数種のハーブをミックスして好みや気分に合ったティーを仕立てていくことができます。例えばカモマイル、レモングラス、レモンヴァーベナ、オレンジピールなどフルーツの香りのするハーブを集めてフルーツ・フレーバー・ティーを作るとか、さらにそれにアクセントとしてシナモンやクローブといったスパイスをほんの少し加えて、スパイシー・フルーツ・ティーというように。

その他、紅茶にハーブをミックスして楽しむこともできます。たとえばローズ・ティー。名はローズ・ティーといっても、いろいろなブレンド内容のものが実際に流通しています。バラそのもののティーを指すこともあれば、バラの香りをつけた紅茶のこともあります。独自のブレンドを売っているところもあります。名前だけでは、ハーブ・ティーか紅茶ベースのティーかわからないことがあるのです。

しかし、たとえばハーブ・ティーはちょっと……という人たちには、紅茶にハーブやフルーツ・ピール（果皮を削いでドライにしたもの）をブレンドするというのも、一つのよい方法です。体にいいからと無理に摂るより、まず雰囲気でも感覚的にでもよいから"好きになる"が第一なのです。ちなみに、紅茶でアールグレイという名前のものがあります。これはベルガモット（オレンジの種類の一つ。同名のハーブもある）で香りづけしてある紅茶のことです。レディー・グレイという、花やピールをブレンドしたものも販売されていて、人気を得ています。
　紅茶だけではなく、日本茶やコーヒー、ココア、ジュースなどとハーブをミックスしたティーやソフトドリンクもできます。ハーブ・ティーが初めてとか苦手という人の導入のためだけでなく、ハーブ・ティーのファンにも目先を変えたバリエーションとして楽しいものです。
　また、在来のビワ茶、カキの葉茶…etc.,などとハーブをブレンドしてみるのも一つの方法です。それぞれの効果のほか、年配の方にも懐かしさと新しさを感じていただけることでしょう。

2級

第4章　ハーブ・ティーを美味しくする

ハーブ・ティーそのものについては、前章までに述べました。ここでは、ハーブ・ティーをより美味しくいただくために、側面からサポートするこまごまとしたグッズに目を向けてみましょう。また、嗜好をサポートするものとして、一般にティーやコーヒーにつきもののレモンやミルク、砂糖についても触れることにします。

第4章

🌿 道具類

　ハーブ・ティーを楽しむためには、器の果たす役割にも大きなものがあります。ただし、どうしてもこれがなければいけないというものはないのです。道具を揃えなくてはなどとあまり肩に力が入ると、日常のことなので疲れてしまいます。手持ちのものをうまく工夫して楽しむことが大切なのは、言うまでもありません。

　道具類を挙げてみると、カップ＆ソーサー、ティー・ポット、ミルク・ポット、ティー・ストレイナー、ティー・スプーン、シュガー・ポット、スィーツ用の皿、ティー・コゼ、ポット・マット、ランチョンマットなどがあります。もちろん前述のように全て揃える必要はないので、自分流のティー・スタイルに必要なものを選別すればよいのです。

　大雑把に言って、カップから皿までは一般的に陶磁器が多いのですが、そのほかの素材としてガラス、ホーロー、ステンレスなど、ハーブの成分に影響しないものを用います。また、視覚的にもティーを味わうためには、器の色はティーの色が映えるものを選ぶとよいでしょう。陶磁器の選択について感覚的なことをいえば、陶器はぬくもりや素朴さを、磁器はシャープさやデザイン性ということになるでしょう。

　以下、個々の道具類について若干触れておきます。

■ポット

　よく使われるものの一つに、耐熱ガラス製のティーオールがあります。これは中のハーブの状態が見えますし、また茶こしを使う必要の無い点で便利です。季節のハーブをフレッシュでティーにした場合、ガラス越しに鮮やかな花や、みずみずしい葉を見ることができるのも楽しみです。

　ティーオールの中のティーを濾す部分が、布製のものとステンレス製のものがあります。その都度きちんと手入れをしていれば別段問題はないのですが、使い込むうちには布の部分に色がしみついてくることは否めません。もしそれが気になるなら、ステンレス製を選ぶとよいでしょう。

　陶磁器のものは、清潔感を感じさせる白いもの、美しい絵柄のもの、ハーブの絵をあしらったもの、カップとお揃いのものなどさまざまなものが選択できるでしょう。

　形もいろいろ、アラジン型のものや、注ぎ口にしてもマジックタイプのものな

どあるので、ポット選びそのものでも楽しむことができそうです。言うまでもありませんが、ポットは必ずふたをして使います。

　カップに注ぐときには、特にドライの場合は目の細かいストレイナー（茶こし）を使う必要があります。テーブルで直接お客様の目の前で注ぎ分けるときは、ティー・ストレイナーもおしゃれな小道具となります。もちろんポットの中にネットを張ることもできます。

■カップ＆ソーサー

　お茶の器としては日本茶の器、中国茶の器、コーヒー・カップ、ティー・カップ、マグ・カップなどがあります。ハーブ・ティーに似合うティー・セットを考えてみましょう。

　日本茶の器にも素晴らしいものがたくさんあります。これを使って、特に初めてハーブ・ティーをいただく方にお出しするような場合、どういう反応が返ってくるでしょう。"あら、このお茶の匂いは何かしら？　ちょっと薬臭いけれど、漢方薬かしら !?"

　一番思い浮かぶのはそんな場面ではないでしょうか。日本茶のお湯呑みで西洋のお茶はイメージしにくいですし、日本人にとってはハーブより漢方薬の方が長年のなじみがありますから、このような会話もこれまで実際にあったのです。楽しむという方向とは、少し向きが違ってしまいそうですね。

　イメージというのは、作り上げることができるものなのです。偽物は困りますが、同じものであればよりよいイメージを持ってもらった方がよいですね。ハーブ・ティーを知ってもらう段階では、お洒落な側面を強調して演出してみましょう。これは、自分に対しても同じことがいえるのです。

　コーヒー・カップにも洒落たデザインが多々あります。しかし、琥珀色のコーヒーは色よりむしろ香りを楽しむものであるためか、中にはカップの内側も外と同じ色に仕上げられていたり、土の色や肌合いを生かしたものもあります。それはそれで素敵に違いないのですが、ハーブ・ティーの楽しみの一つである色を生かすことができないのが残念な点です。

　そこで、お勧めしたい器がティー・カップです。これにも実にいろいろなデザインがあります。ハーブの色目を楽しむという点では、やはり内側の白いボーン・チャイナが群を抜くといえるでしょう。紅茶は名前のごとく、その紅の色目を楽しむ飲み物でもあります。その多くが白い器の内側に外側の絵の一部が描かれ、十分にティーの色目を楽しめるように作られていことも頷けます。白いカップに

ハーブ・ティーを入れ、ティーに使ったのと同じ花や葉を浮かべたり、添えたりしていただいてみましょう。見た目に優しく、そして香り高いハーブ・ティーはそっと心に入り込んでいくのではないでしょうか。出会いは印象的に。それは出会いから後の楽しみを増し、またティー・タイムの話題や時間を豊かに広げてくれるに違いないのですから。

　ハーブは、遠い歴史の中で王侯貴族にもてはやされた高雅なイメージを持つ反面、たとえば田舎の農家で祖母から母へ、そして子へと伝えられた暮らしの知恵でもあり（地域によっては父から息子へ）、自然からの贈り物であるという暖かい、カントリーなイメージもあります。ちょうどピーター・ラビットがニンジンを食べすぎ、しかもマクレガーさんに追われて具合が悪くなったときに、お母さんがベッドの彼に煎じたカモマイルを与えている場面のように。そういう捉え方をすれば、土と火のぬくもりのある素焼きのマグ・カップのような器も、またボーン・チャイナとは別の味わいで利用することができるでしょう。

■ふた付きマグカップ

　ちょうどポットとカップを合わせた役割を持つ、ふたの付いたマグ・カップが市販されています。ソーサー付きとそうでないものとがあるようですが、絵柄もハーブを意識したものを多く見かけます。

　マグ・カップの中に茶こしがセットされており、しかもふた付きですから、一人で小休憩にお茶を一杯というときには、重宝します。選ぶときには、茶こしの機能にも注目します。磁器のほかにガラス製もあるので、気分で使い分けもできるでしょう。

■ポット・カバーとポット・マット

　ティーを入れている間、また用意した次のティーが冷めてしまわないためのポット・カバーやポット・マットは、ハーブを用いて一工夫することができます。

　手製のキルティングを作り、その中にポプリを縫い込むのです。中に入れるハーブやポプリは、例えばバラの蕾のように余りコロンとしたものは避け、香りも余り個性的だとティーの香りを妨げるので、ミント系やレモン系などさわやかで癖がなく、後に残らない香りがよいでしょう。作ったハーブ入りキルティングを必要な大きさにカットして、リボンまたはバイアスで縁を囲めば出来上がり。プラスαのおめかしは、いかようにも工夫次第。

　香りは熱が加わることによって促進されますから、マットにポットからの熱が

043

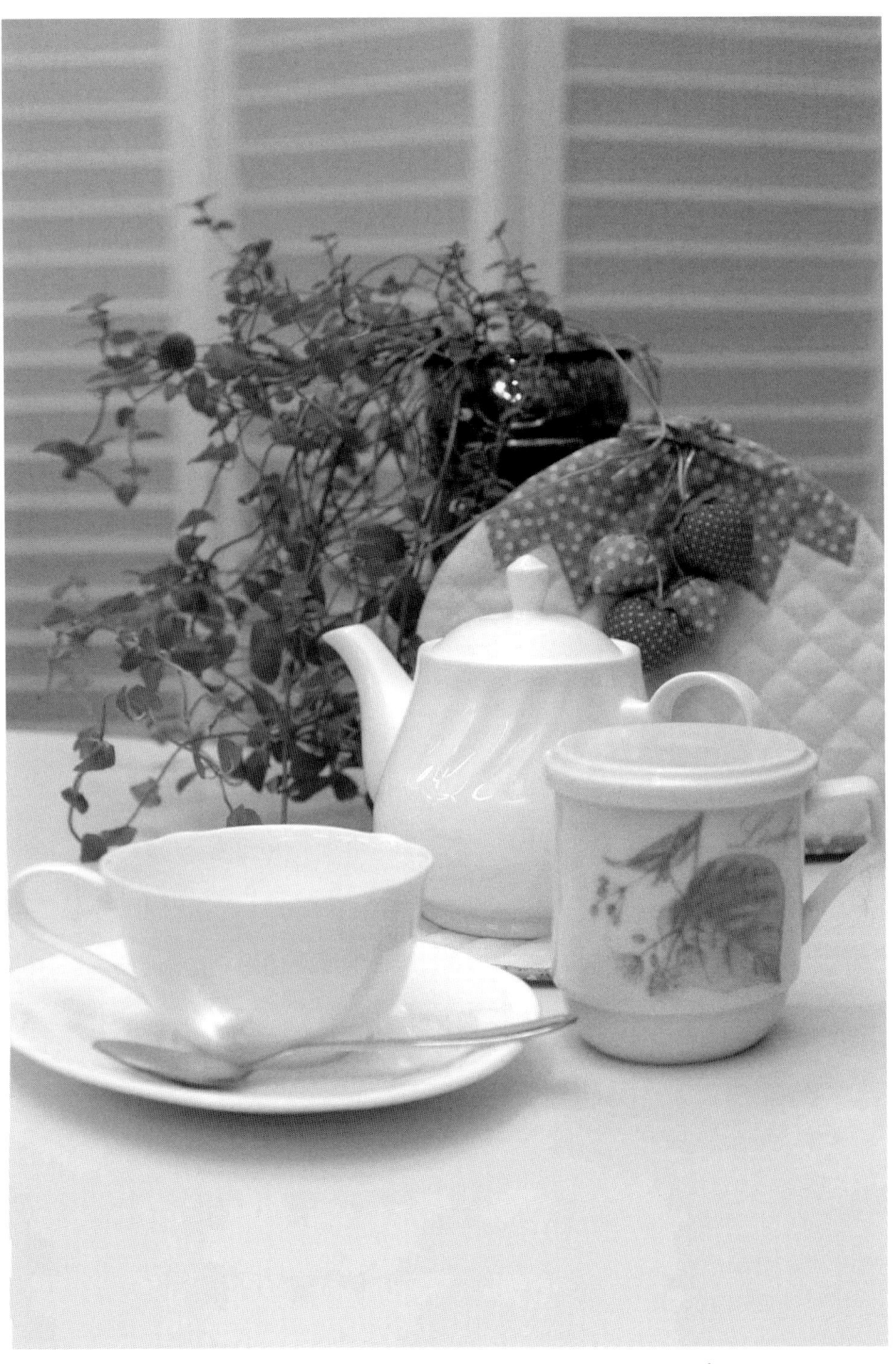

ハーブ・ティーを美味しくする

ハーブの装いをしたポット・マットやポット・カバー、ポットにカップのセット、あるいはふた付きマグカップ、テーブルに添えたハーブの一鉢から淹れるティーもいいですね

伝わって、待っている間にもハーブの香りが心地好く流れてくるのです。

　"ハーブは五感で楽しむもの"——。この本にも何回も登場する言葉ですが、ティーを味わうためにも視覚——目で見て色を楽しむ、聴覚——会話が弾むことで聞くことにも集中、触覚——ティーを入れる前にはドライやフレッシュの素材に触れる、嗅覚——ハーブの微妙な香りを感じ、味覚——ゆっくり含んで味わうという具合に、五感を駆使して欲しいものです。好奇心を逞しくすることが、ハーブを楽しむポイントなのですから。自分自身の感覚を研ぎ澄ましていくことで、ハーブとの関係がさらに深まるはずです。

■テーブル・フラワー

　おもてなしのテーブル・フラワーとしてだけでなく、日々の生活の潤いに、花やグリーンは欠かせません。時には自分自身や家族のティー・タイムにも、小さなぜいたくとしてテーブル・フラワーを添えてみてはいかがでしょう。もし栽培をしているなら、摘みたてのみずみずしいハーブは、テーブル・フラワーとして十分安らぎを与えてくれます。フレッシュ・ハーブでティーを入れたときに小さな束が残っていたら、リボンをかけてワイン・グラスに生けてみるのもよいでしょう。

　逆に、テーブルに生けた小さなハーブの花束から好みの葉や花を摘んで、カップに浮かべることもできます。ティーと同じハーブやアクセントになるハーブなど、試してみましょう。

　またバスケットの中にレースペーパーを敷き、ハーブの小さな鉢を寄せ植えのようにアレンジして、寄せ鉢をテーブル・フラワーに仕立てる方法もあります。

　フレッシュ・ハーブ以外に、例えばポプリをテーブル・フラワーとして飾るのも、趣の違った楽しさがあります。口の大きめの器や、カップとお揃いの皿に入れて、時折手を触れてポプリの香りや色彩をも楽しみながら、ティーを味わうというのも演出の一選択肢です。

味覚をプラスする

■ 酸味

　お茶で酸味といえば、まずレモンでしょうか。ハーブ・ティーはストレートでも十分味わい深く楽しめますが、香りは豊かでも味は淡白なものが多いハーブ・ティーにとって、レモンは相性がよく、酸味をつけて味をハッキリさせ、メリハリを持たせることができます。また、さわやかな雰囲気をかもし出してもくれます。

　例えば、レモニーティー（レモンの芳香のハーブをブレンドしたティー）だからレモンは不要ということではなく、それにもレモンを数滴落としてみると、マイルドでまた一段と異なった味わいが生まれます。

　レモンはミルク仕立てのティー以外、ほぼオールマイティーに利用できます。合わないと思われがちなのはハーブ・コーヒーでしょうが、意外な発見があるのでお試しいただきたいものです。また、ローゼル・ティーをとてもすっぱく感じたときにも、レモンを1、2滴落としてみるとよいでしょう。レモンは香りや酸味を添加するだけでなく、苦味や酸味をマイルドにする働きもあるのです。

■ ミルク

　レモンと並んでよく使われるのが、ミルクです。ハーブ・ティーはミルクとの相性もよいのです。レモンとはまた一味違うマイルドな、あるいは柔らかな甘味も添えてくれます。

　ミルクは、主にシード・ティーやスパイス・ティーに使われます。その他、好みによりカモマイル・ティーにも用いることができます。安眠効果のあるティーをミルク仕立てにすると、ミルクにも気持ちを落ち着かせる効果があり、スリーピング・ティー（グッドナイト・ティーともいう）としての効果が高まります。酸味の強いローゼルのようなハーブ・ティーには、ミルクは避けます。

■ **甘味**

　お茶には甘味が欲しいという方には、ハニー（ハチミツ）を添えるとよいでしょう。せっかく健康と美容に有効なハーブ・ティーですから、同じ甘味ならシュガーよりもハニーを使ってみてはという一つの提案です。ハニーはブドウ糖と果糖からなっており、速やかに吸収されてエネルギーとなります。また花粉やビタミン、ミネラル、その他さまざまな微量成分を含んでいることが知られています。

　ハーブ・ティーのブレンドの中に、あらかじめステビアやリコリスなど甘味を持つハーブを少量ブレンドしておく方法もあります。どちらも甘さは強いのですが、味に苦味が感じられるなど、ややクセがあるので控えめにブレンドします。

　その他、デーツやメープル（風味が強いので、ブレンドの1要素として考えるとよい）などの糖類、あるいはフルーツを合わせてその香りと甘味を利用したり、ざくろ果汁、またはロシアン・ティーのようにジャムを使ったり、消化されにくい甘味としてはオリゴ糖などもあります。目的にあわせて、甘味料の性質と風味を考えて選択しましょう。

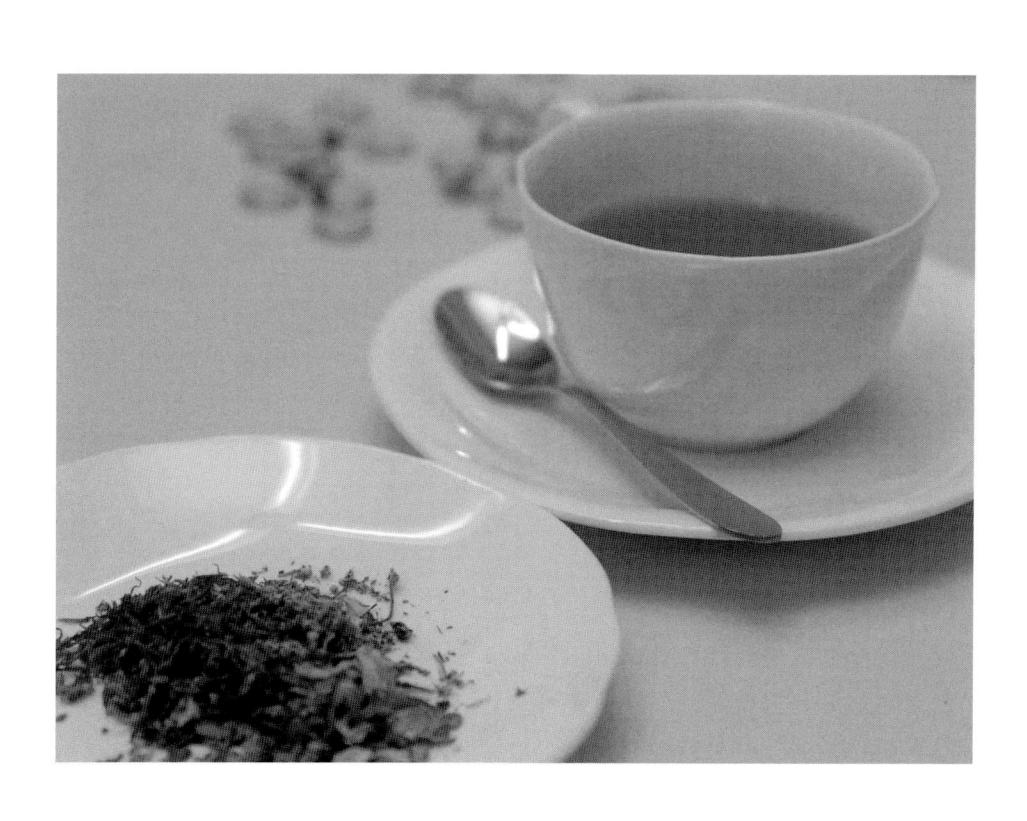

■スウィーツ

　ハーブ・ティーをストレートにして、スウィーツで甘味を添える方法もあります。そのスウィーツをハーブで作る、あるいはハーブ・ティーのイメージの延長で用意するという場合、クリスタライズド・ハーブ（ハーブの砂糖漬け）にすると、目にも美味しいものとなります。ローゼル（ハイビスカス）のゼリーやハーブ・チーズのデザートは冷やして美味。好きなハーブを混ぜ込んで作ったクッキーは、保存もきいて便利です。そのほかマドレーヌやケーキ等にもハーブを使うと、いつもと違うおいしさに出会えます。スウィーツは、お茶の楽しみを増やすものでもあるのです。

　今から4,000年以上もさかのぼる古代エジプト時代から、スパイスのたくさん入ったケーキが食後のデザートとして食べられていました。こうしたデザートには消化を促進する効果もあったことを、付け加えておきましょう。

2級

第5章　ハーブ・ベーシック10

ここで取り上げている成分・適応・茶剤について→①成分…成分の例を記載（ハーブに含まれる精油の組成は、産地や収穫の時期によって著しく変動します）　②適応…科学的および経験的に主に西欧で治療に取り入れられている主なもの、さらに民間薬として認知されている主なものを記載。それ以外の効用については、利用法の項に記載　③茶剤…適応に対応する用法を記載（形状は細断。湯は1C150cc。浸出時間の記載のないものは10分）。嗜好的なティーについては、第3章を参照のこと　④茶剤は遮光・除湿保存する　⑤メジャーはC=カップ、T=大さじ、t=小さじ

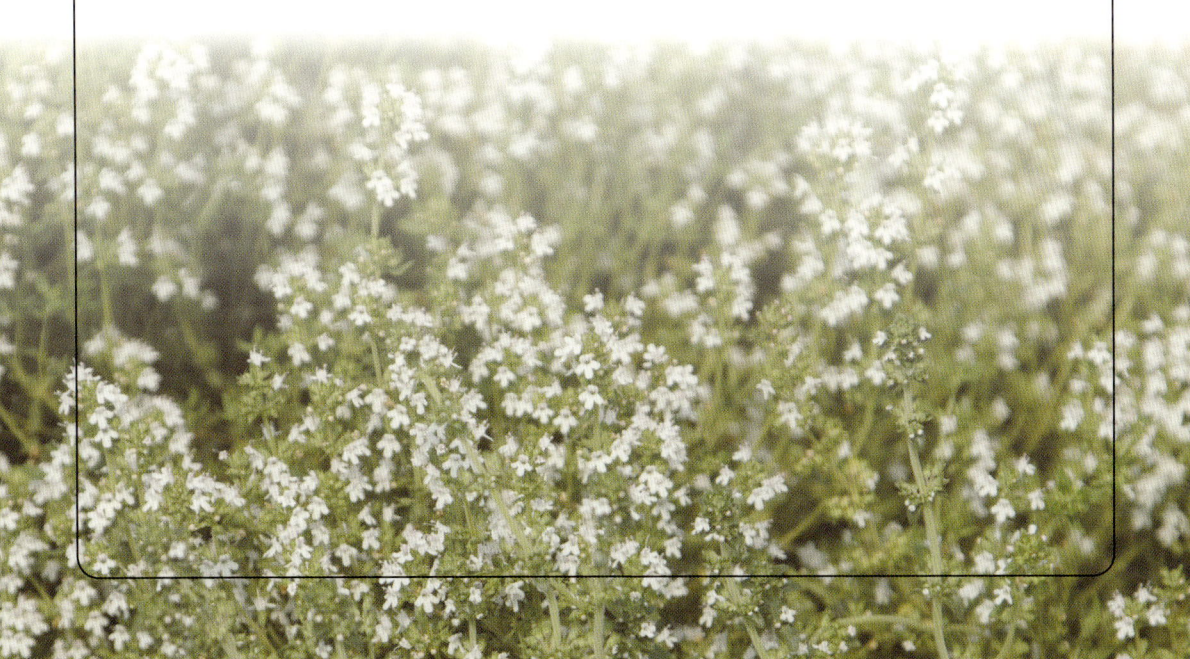

第5章

ペパーミント
Peppermint

学名：*Mentha × piperita* L.
科名：シソ科
和名：セイヨウハッカ

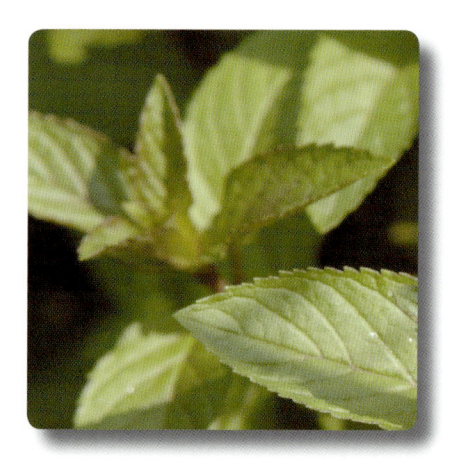

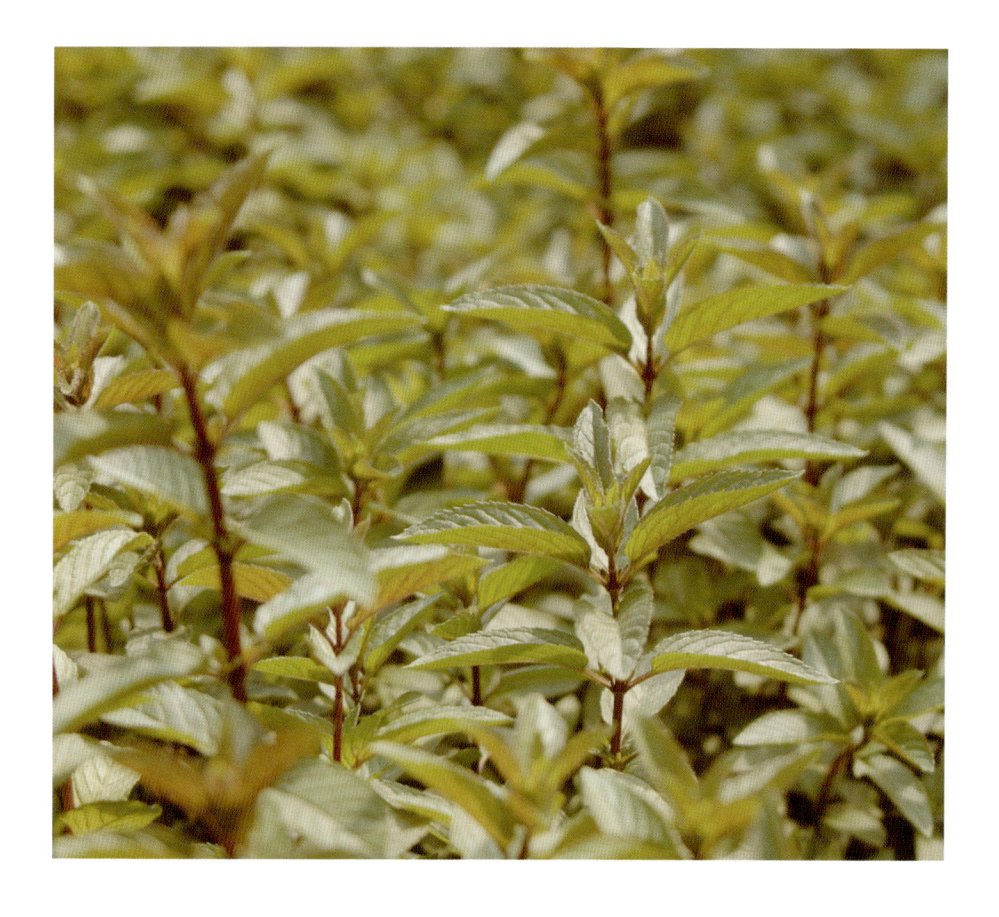

使用部位 ● 生または乾燥した地上部

用　途 ● ティー、歯磨き、浴用、化粧料、調理、クラフト・ポプリなど

利　用 ● ティーは、ピリッとした芳香と清涼感を感じさせます。メントールは冷却作用と同時に、暖める効果もあります。発汗促進や穏やかな麻酔作用があり、風邪引き時の吸入（精油）、嘔気や消化不良にも用います。多量でなければ、長期連用も可能です。喘息や皮膚のかゆみ、神経痛には外用として用います

原産地 ● ヨーロッパ

植　物 ● 高さ約60cmになる多年生草本。葉は十字対生につき、披針形で鋸歯がある。花は淡赤色で輪生し、長い穂状花序。シュートを出して繁殖します。*M. spicata* × *M. aquatica*（ウォーターミント）の雑種で、*M. longifolia*（ホースミント）も含めた三重雑種という説もあります

栽培法 ● やや湿り気のある土を好み、半日陰でも生育します。買い求めた種子は細かいので箱蒔きしますが、交雑しやすいので繁殖は挿し木がよい方法です。旺盛に増えるので、鉢に入れたまま地植えするとか、囲いをするなどの工夫をします

歴　史 ● ミントはポピュラーなハーブで、多くの品種がありますが、かつては余り区別せずに使われていました。ペパーミントについては、17世紀の終わり頃になって簡単な記述が残されています

エピソード ● 神話では、冥王星（冥界の王）が妖精メンタを愛したため、その妻の嫉妬によって姿を変えられたものだといわれています

茶　剤 ● 1C約1T（≒ 1.5g）で5〜10分、飲むたびに調製した温かいもの

適　応 ● 胃・腸・胆嚢・胆道の病気に、鎮痙薬、駆風薬、痢胆薬、鎮静薬として、他の茶剤と混合して用います。風邪の咳を鎮めるのにも効果があります

成　分 ● メントール、メントン、1-8シネオールなどを含む精油。タンニン、フラボノイドなど

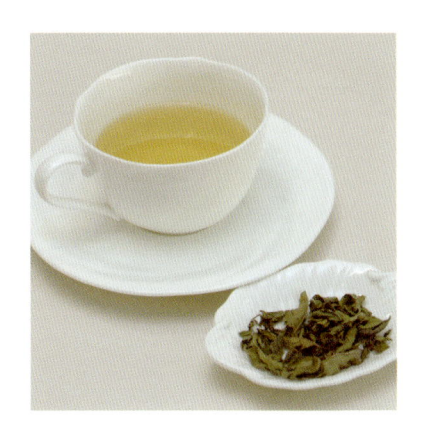

スペアミント
Spearmint

学名：*Mentha spicata* L.
科名：シソ科
和名：ミドリハッカ
　　　オランダハッカ

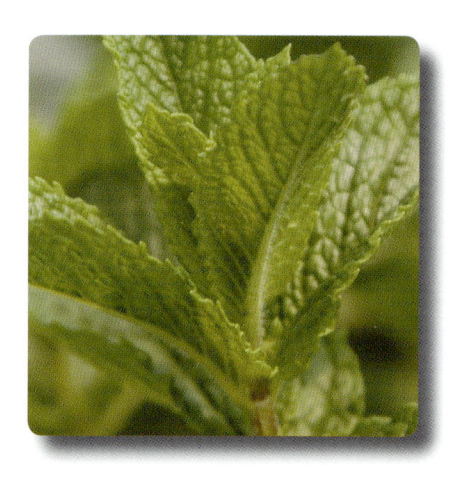

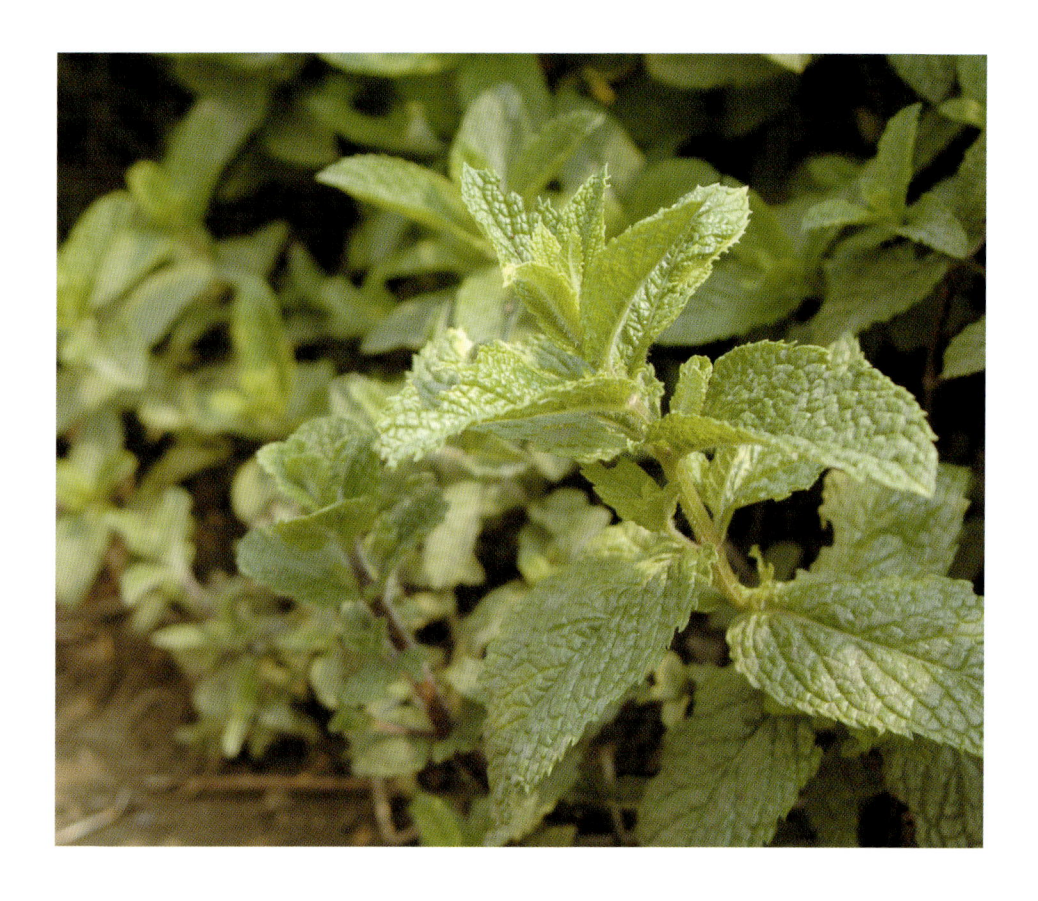

使用部位 ● 生または乾燥した地上部

用　途 ● ティー、歯磨き、浴用、調理、化粧料、クラフト・ポプリなど

利　用 ● ティーとしては、ペパーミントよりまろやかで甘味がありますが、清涼感はやや少ないようです。ペパーミントほど作用が強くないので、子供にも用いることができます。また、精油もペパーミント同様、風邪に利用できます。肉・野菜料理によく合い、代表的なものにターキーなどに添えるミントソースがあります

原産地 ● 南ヨーロッパ

植　物 ● 高さ1mまでになる多年生草本。葉は無柄又は短い葉柄で十字対生につき、長だ円形で葉縁は粗い鋸歯状。花は淡紫色で輪生し、長い穂状花序をなします

栽培法 ● ペパーミントと同じ

歴　史 ● ローマ人により、ヨーロッパの至るところに広められました

エピソード ● スペアミントの名前は、槍：spear または長釘：spike に由来しているといわれます

茶　剤 ● 1C 約 1.5t（≒ 1g）で 1回 1C を 1日数回

適　応 ● 健胃薬、駆風薬として軽い消化不良時に。芳香薬。うがい薬。ペパーミントとほぼ同様の効果がありますが、胆嚢系にはペパーミントの代用になりません

成　分 ● カルボンその他のモノテルペン類、カリオフィレン、リモネンなどを含む精油（メントールは含まない）。タンニン類、フラボノイド類（資料により異なる）

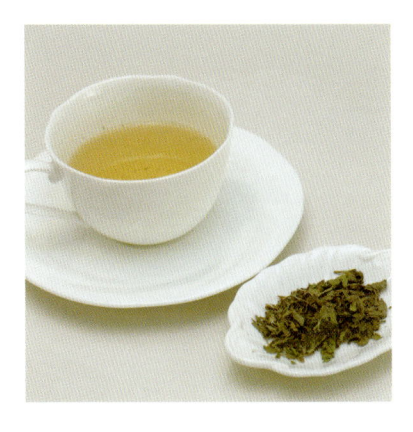

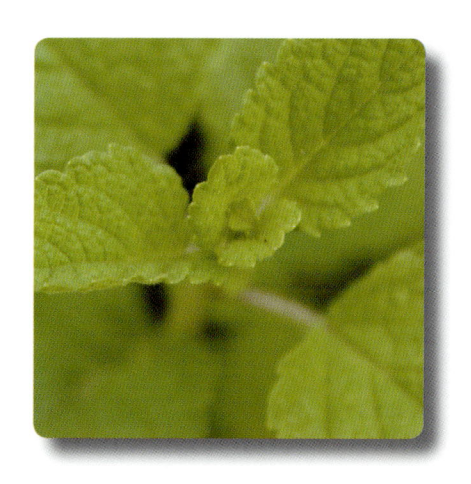

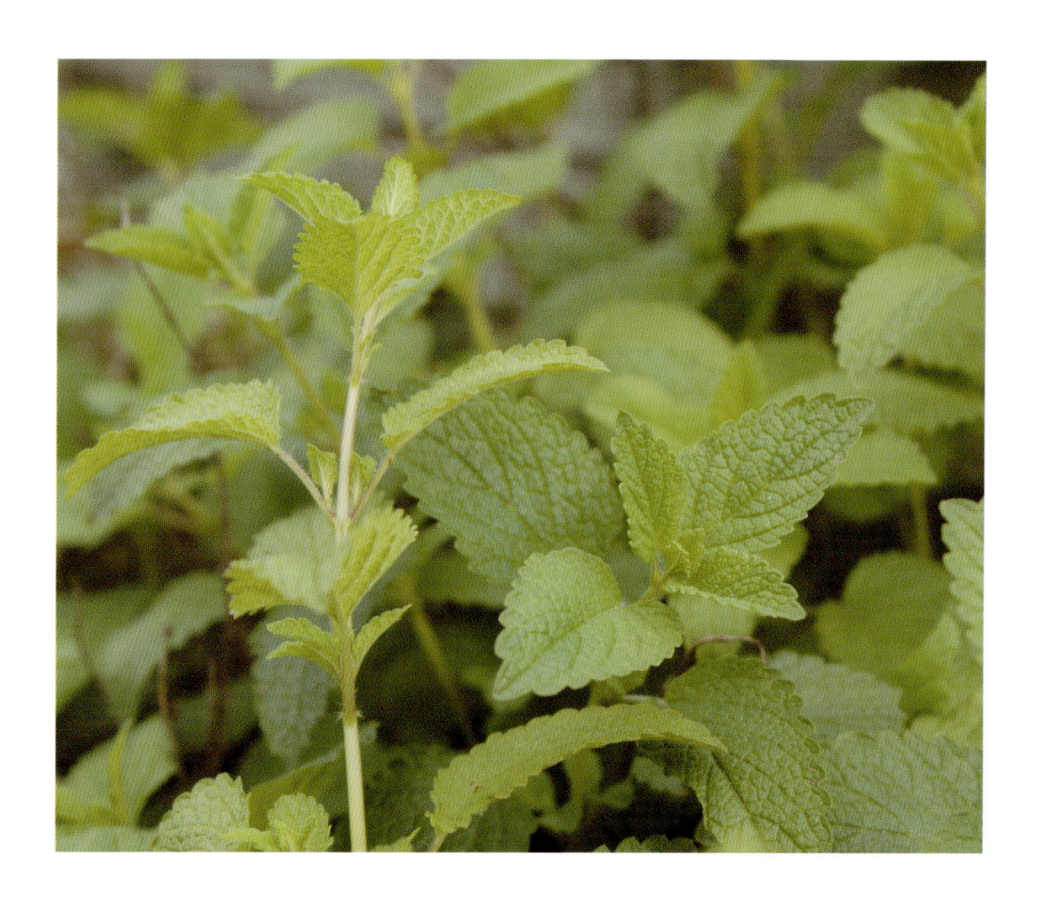

レモンバーム

Lemon Balm

学名：*Melissa officinalis* L.
科名：シソ科
和名：セイヨウヤマハッカ
　　　コウスイハッカ
別名：メリッサ
　　　バーム

使用部位 ● 生または乾燥した葉・花および花穂

用　途 ● ティー、浴用、化粧料、調理、クラフト・ポプリなど

利　用 ● 虫刺されの痛みに生葉を擦りつけて使います。その他ヘルペス、ただれ、痛風にも外用します。フェイシャルサウナや脂性の頭髪のリンスにも向きます

原産地 ● 南ヨーロッパ

植　物 ● 高さ約 70cm になる多年生草本。葉は、広卵形で十字対生。葉脈は葉の下面に強く現れ、葉縁は円鋸歯から鋸歯状。花は淡いクリーム色で二唇のガクがあり、数個ずつ葉腋につきます。レモンを思わせる芳香がありますが、葉を潰さないとわかりにくかったり、長く保存すると匂わないこともあります

栽培法 ● 湿り気があり肥沃で日陰のある、日が当たる場所を好みます。春に播種しますが、発芽は時間がかかります。春か秋に株分けして増やします

歴　史 ● 2,000 年以上前から、養蜂植物として栽培されてきました。*Melissa* はギリシア語で melissophyllon：蜜蜂の葉 と呼ばれていたことに由来します

エピソード ● ベネディクティン、シャルトリューズなどのリキュールの重要な成分。またアラビア人は精神不安、抑うつ症に用い、以来、鎮静、強壮茶として使ってきました。かつて、不老長寿の薬として尊ばれたこともあります

茶　剤 ● 1C 約 1.5 〜 3t（≒ 1 〜 3g）で 5 〜 10 分、飲むたびに調製した温かいものを、1 回 1C、1 日数回

適　応 ● 神経的な原因による不眠、神経性の胃腸不調、食欲増進

成　分 ● シトロネラール、シトラール、ネロール、ゲラニオールなどを含む精油。モノテルペン配糖体。ロスマリン酸、トリテルペン類、フラボノイド類

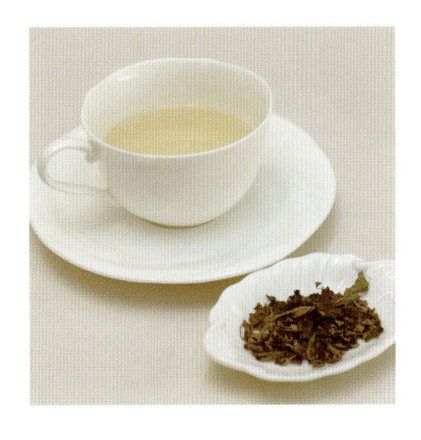

レモンピール
Lemon Peel

学名：*Citrus limon* (L). Burm
科名：ミカン科
和名：レモン皮

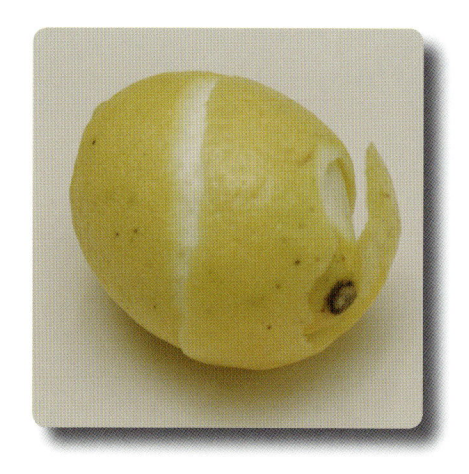

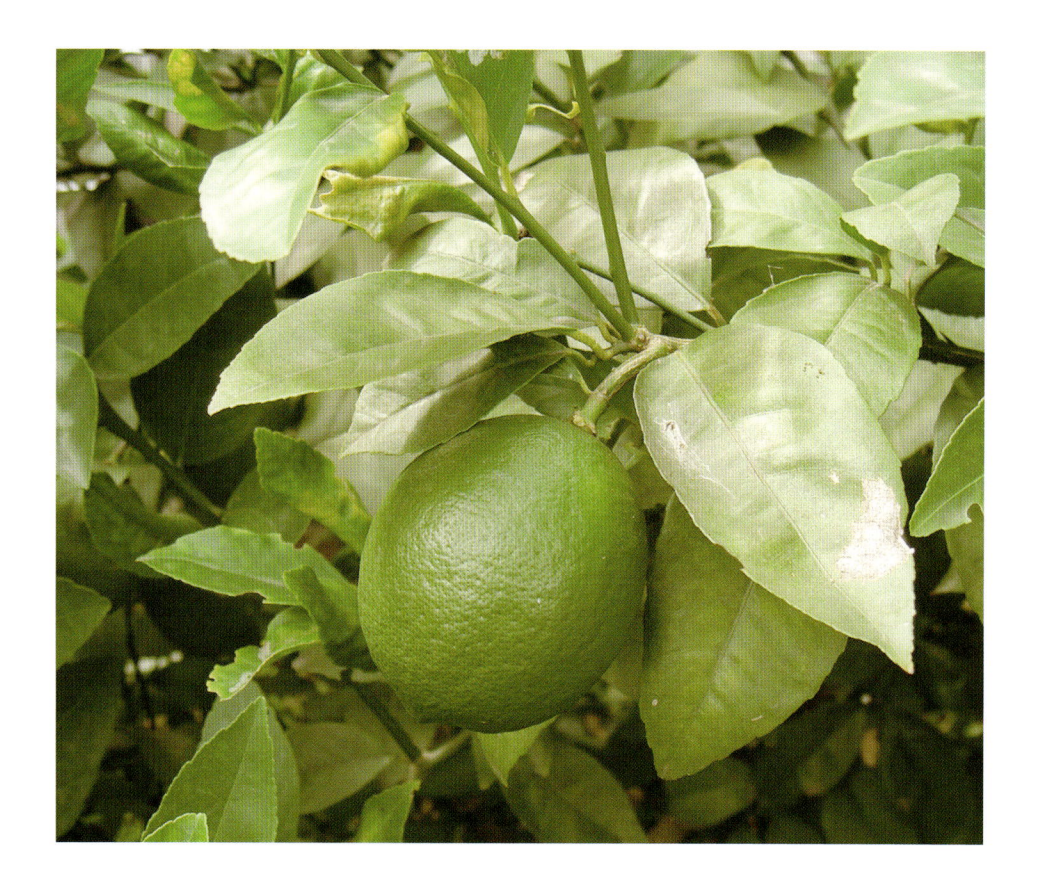

使用部位 ● 生および乾燥した果皮

用　途 ● ティー、浴用、化粧料、調理、酸化防止剤、香料、クラフト・ポプリなど

利　用 ● 通常、ティーとしては他のハーブにブレンドして使います。化粧料としては、アストリンゼント、トニックとして利用します。果汁はレモネードその他の飲料、ドレッシング、マリネ、ジャムを固めたり、食品保存に使われます

原産地 ● インド北西部

植　物 ● 潅木または5〜10mの樹木。全体に棘があり、葉は楕円形。花は葉腋に単生または、小総状花序。果実は黄色で先端部が尖っています

栽培法 ● －3℃以下にならない、暖かい場所に置くこと。土質は余り選びませんが、鉢は大きめにします

歴　史 ● 古代ギリシア・ローマ時代には知られておらず、アラビア人が10世紀頃パレスチナ・エジプトに伝え、ヨーロッパには11〜12世紀に伝わりました。B.C.3世紀にインドからギリシアにシトロン（*C. medica*）が伝わって以来、柑橘類として2種目の伝来といわれます（オレンジは15世紀）。15世紀にシシリー島・コルシカ島で栽培が盛んになり、アメリカにはコロンブスの第2航海以来導入されました。日本には、明治初期に伝わりました

エピソード ● 当初レモンは、薬用として使われていました。大航海時代には、壊血病におかされることが多く、コロンブスはレモンを積んでしのいだのです。イギリス海軍では経験的にレモンやライムが壊血病に効果があることを知るようになり、積載が義務付けられました

茶　剤 ● 十分に生長していて、完熟していないレモンの外果皮層を剥いて乾燥します

適　応 ● 芳香性健胃薬。果実混合茶剤の構成成分

成　分 ● リモネン、シトラール、その他のモノテルペン類を含む精油。フラボノイド類、カロテノイド類、クエン酸、その他の植物酸、クマリン誘導体、ペクチン類

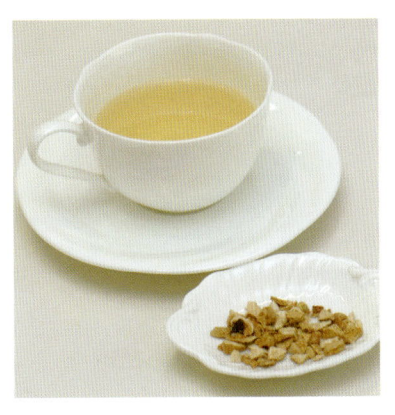

レモングラス
Lemongrass

学名：*Cymbopogon citratus*
科名：イネ科
和名：レモンガヤ
　　　コウスイガヤ

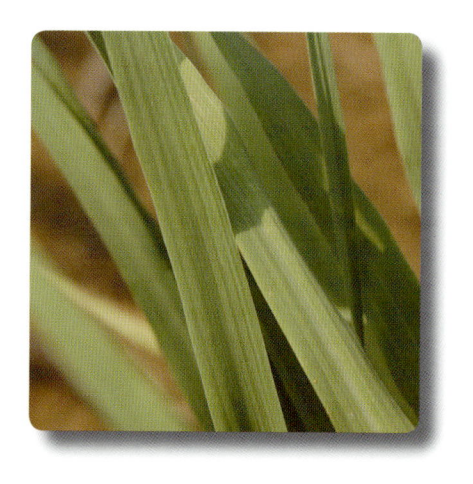

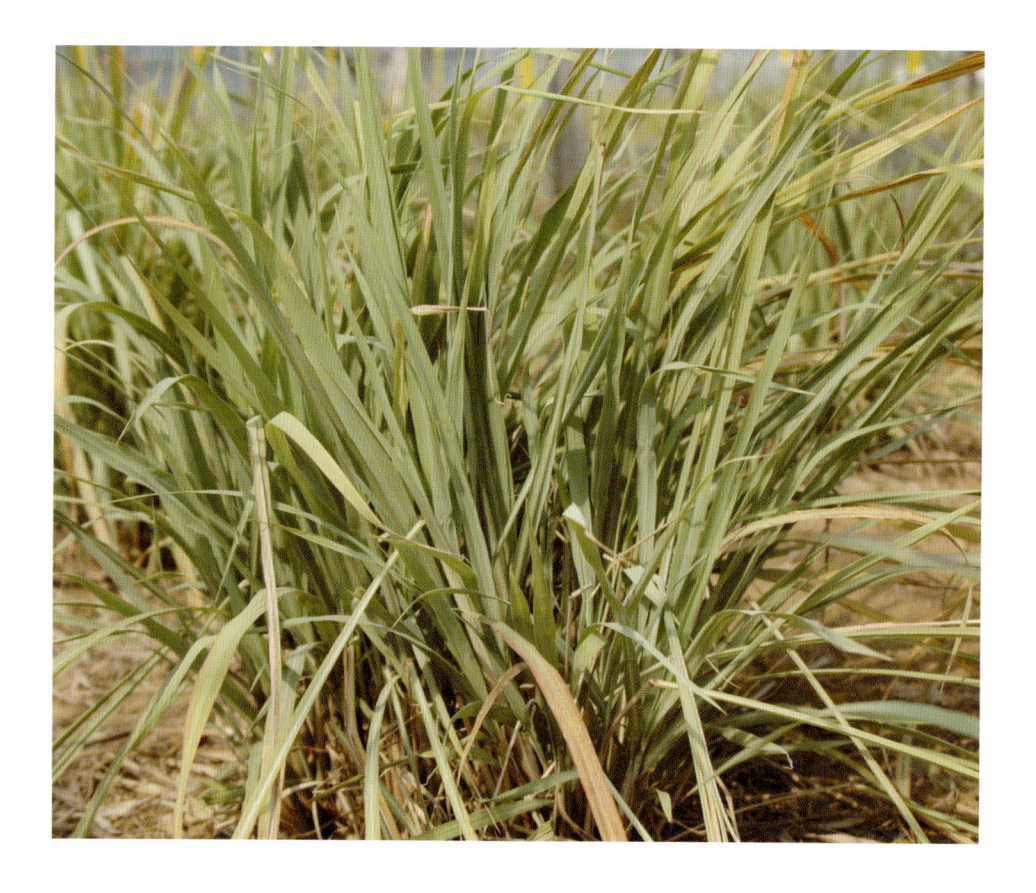

使用部位 ● 生および乾燥した葉・茎

用　途 ● ティー、石鹸、浴用、化粧料、調理、香料、クラフト・ポプリなど

利　用 ● 収穫は夏以降9月いっぱいまでできます。株元を10cm位残して刈り取ります。調理ではエスニック料理に。化粧料とすると毛穴を引き締め、肌にハリを与えます。浴用にして、筋肉疲労や肩こりを改善。香りには虫除け、また精神疲労を取り食欲を増進させるなどの効果があります

原産地 ● 熱帯アジア〜インド

植　物 ● 高さ1〜1.5mになる多年生草本。茎は地下にあり短く、群生します。狭披針形の葉はススキに似ており、基部は筒状となっていて抱合しています。秋に上方の葉腋に円錐花序の小穂をつけますが、日本では一般的に不稔性として知られています。葉にはレモンの芳香があります

栽培法 ● 温暖で日当たりのよい沃土に植え、通常は霜が降りる前に鉢上げしますが、関東以西では露路でも越冬します。高温多湿を好むので、夏にはたっぷりと潅水。6〜9月頃に株分けで増やします

歴　史 ● 日本には、大正3年に神戸の六甲山にもたらされました

エピソード ● インドでは古くから感染症や虫除けとして使われています

茶　剤 ● 生または乾燥して用います

適　応 ● 小児の消化管機能不全、軽い発熱性疾患

成　分 ● 精油成分としてシトラール、シトロネラール、リナロール、リモネンなど

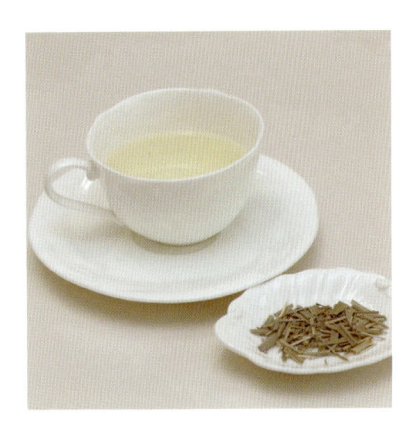

レモンヴァーベナ
Lemon Verbena

学名：*Aloysia triphylla* BRITT.
科名：クマツヅラ科
和名：コウスイボク
　　　ボウシュウボク（防臭木）

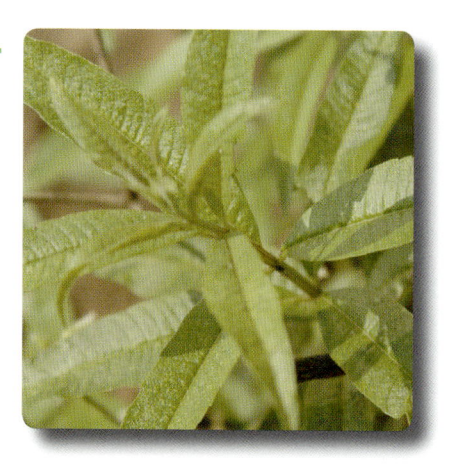

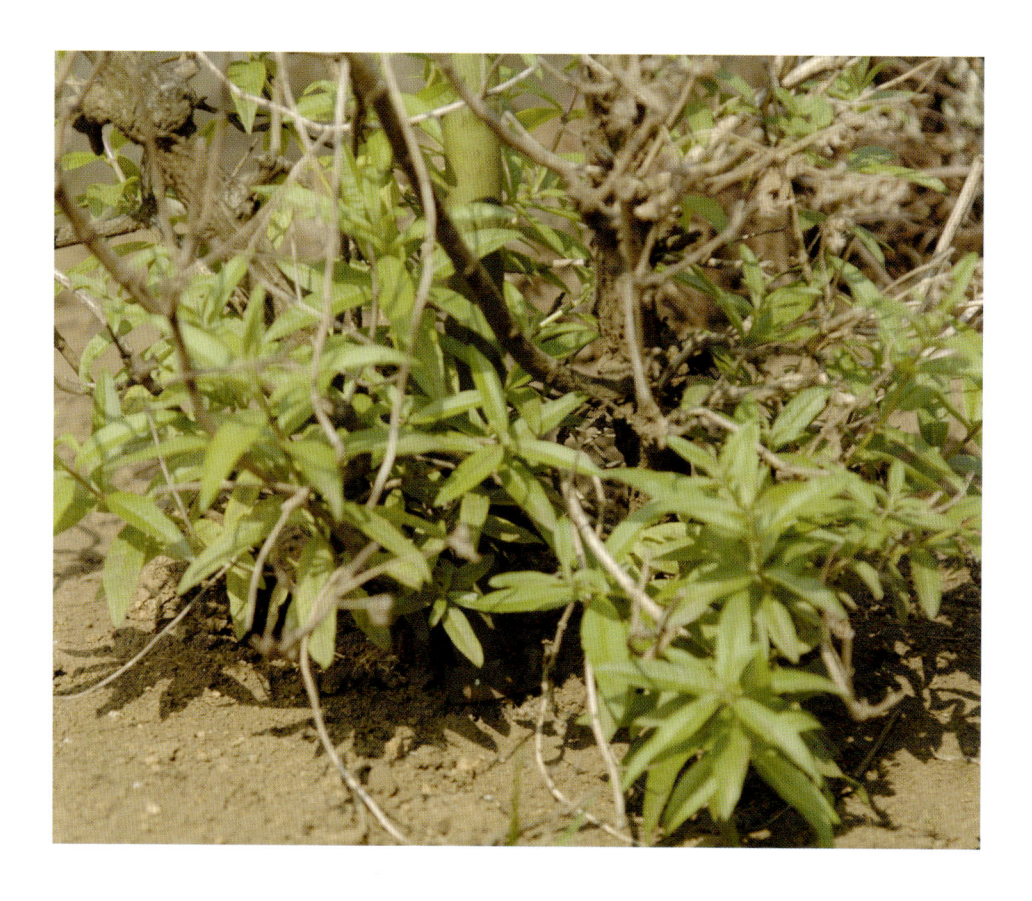

使用部位 ● 生または乾燥した葉

用　途 ● ティー、浴用、化粧料、調理、クラフト・ポプリ、香料など

利　用 ● ティーには穏かな鎮静作用があり、胃を落ち着かせます。ただし、長期にわたる使用や大量の内服は胃を刺激することがあるので、注意を要します。調理では、ケーキやフルーツの料理、飲料などに用います。収穫は、冬以外は日常的にできますが、花の咲き始める頃が一番よいでしょう

原産地 ● チリ、アルゼンチン

植　物 ● 芳香性の低木で高さ3mになりますが、温帯地域では1.2～1.5m位。枝は溝があり、ザラザラしています。長披針形の葉は3～4の輪生状で下部に油腺が点在します。花は小さく白色または薄紫で、夏から秋に腋生の穂状花序または頂生の円錐花序につきます

栽培法 ● 半耐寒性なので、夏の終わりに刈り込んで軒下などで霜と風を防ぐようにします。繁殖は初夏に挿し木で行います

歴　史 ● スペイン人によってヨーロッパに紹介され、日本には大正時代に伝わりました

エピソード ● 属名の*Aloysia*は、スペイン王カルロス4世の后、マリア・ルイーザ（Louisa）に由来するとされます。かつてはフィンガーボールに使われました

茶　剤 ● 生または乾燥して用います

適　応 ● 弱鎮静、特に消化管の鎮痙・解熱作用があり、風邪の発熱、吐き気、消化不良、鼓腸、心悸亢進、めまいに用いられます。小児の消化管機能不全、軽い発熱性疾患にも使われます

成　分 ● 主としてシトラールを含む精油

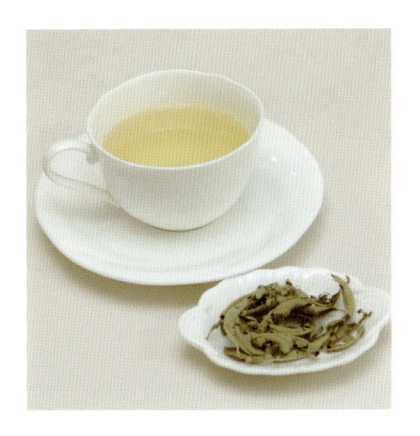

ジャーマン・カモマイル
German Chamomile

学名：*Matricaria chamomilla* L.
　　　Matricaria recutita
科名：キク科
和名：カミツレ
別名：ワイルドカモマイル

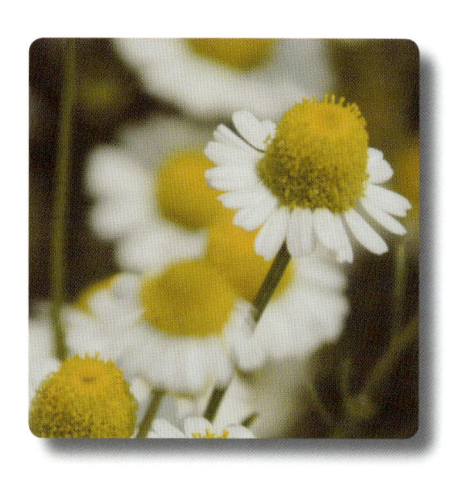

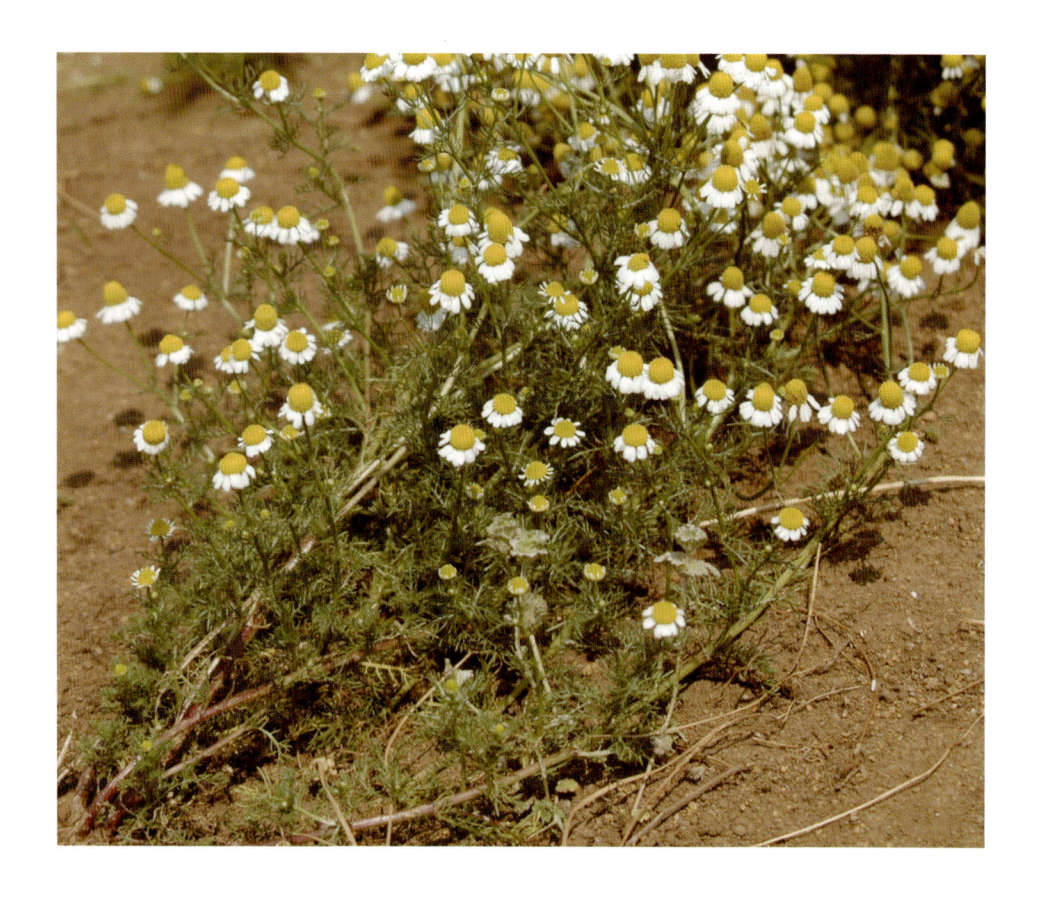

使用部位 ● 乾燥した頭花

用　途 ● ティー、浴用、化粧料、石鹸、ポプリなど

利　用 ● 真正のカミツレともいい、野性種で、特にドイツでよく使われます。乳幼児の知恵熱や仙痛、ひきつけに。また、気分を穏かにするので、グッドナイト・ティーに向きます。フレッシュのティーは風味がよいのですが、抗炎症作用を持つアズレンは存在しません。口腔、咽頭部の粘膜の炎症には何度もうがいをします。切り傷、打ち身、皮膚病などにはハップ剤、湿布として利用します。アレルギー抑制剤として化粧品、毛髪のコンディショナー、脱色剤などに添加され、髪に使うと金髪を際立たせます。化粧料、浴用として肌を白く滑らかにしますが、キク科のアレルギーのある人は、使用に注意を要します

原産地 ● ヨーロッパ南部、近東

植　物 ● 一年または二年生で草丈60cm。茎は直立し、よく分枝します。白の舌状花と黄色の管状花からなる頭状花が枝端に単生し、花にはリンゴに似た特徴的に強い芳香があります

栽培法 ● 播種は春も行ないますが、秋蒔きにするとよいでしょう。こぼれ種でもよく発芽します

歴　史 ● 日本へは、江戸時代に伝わったという記録があります

エピソード ● *matricaria* は母を意味する mater、あるいは子宮に対応するラテン語の matrix に由来するとされ、実際、月経痛や月経不順、冷えなど婦人の病気治療に用いられます

茶　剤 ● 1C 約 1～2t (≒ 2g)、胃腸の病気には飲むたびに調製したものを1日3～4回食間に

適　応 ● 胃腸の痙攣と炎症に用います。消炎、鎮痙、抗潰瘍、抗菌、抗カビなどの作用は多くの動物実験、臨床試験で証明されています

成　分 ● α-ビサボロール、カマズレン、カマビオリンなどを含む精油。アピゲニン、ルテオリン、ケルセチンなどのフラボノイド類、マトリチン、マトリカリン、クマリン類、粘液など

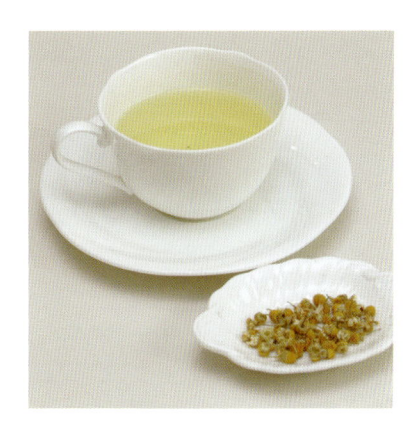

ローマン・カモマイル
Roman Chamomile

学名：*Anthemis nobilis* L.
科名：キク科
和名：ローマカミツレ
別名：ダブルカモマイル

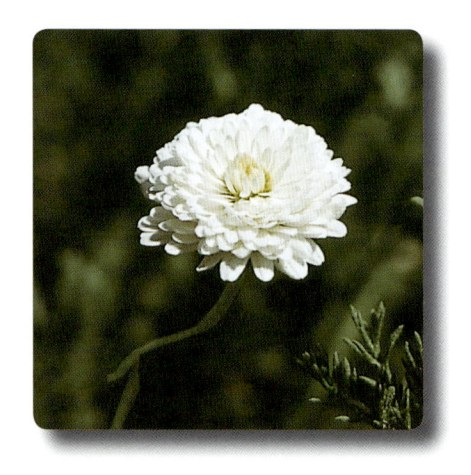

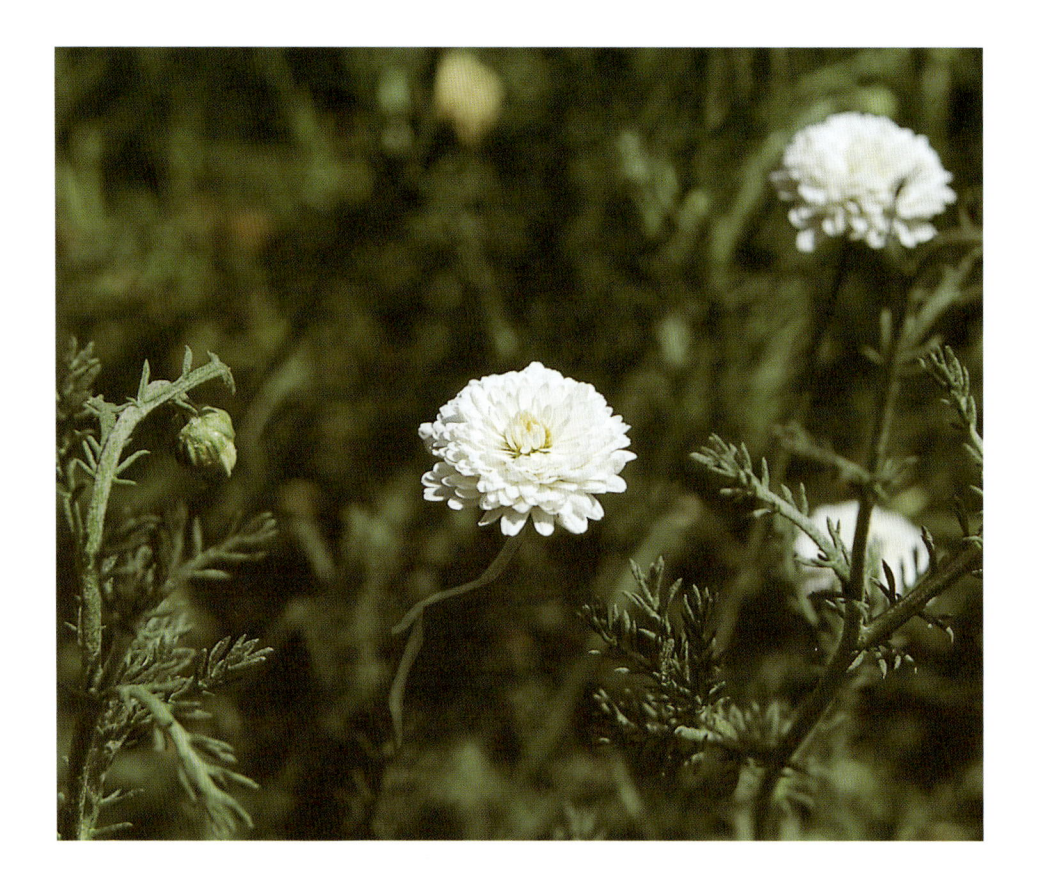

使用部位 ● 乾燥した頭花

用　途 ● ティー、浴用、化粧料、石鹸、ポプリなど

利　用 ● 口腔、咽頭部の粘膜の炎症には、何度もうがいをします。キク科植物にアレルギーのある人は、素手で触ると皮膚炎を起こすこともあります。植物の医者と呼ばれ（ジャーマン共）、元気のない植物のそばに植えると元気を取り戻させたり、浸出液を切花の水に入れると花を長持ちさせ、また実生苗の立ち枯れ病を防ぐともされます

原産地 ● ヨーロッパ西部、南部および北アフリカ原産

植　物 ● 草丈30cm程度の多年生草本。ほふく性で節の部分から根を出します。栽培型は2〜3回羽状葉で、2〜3cmの大きさの頭花は白ないし黄白色。八重咲きの頭頂中央にわずかな管状花がありますが、ないこともあり、ほとんど舌状花からなっています（ジャーマンと似た単弁花もあります）。花床には多数の鱗片がついている点でもジャーマン（花床が中空になっている）と区別されます

栽培法 ● 春に株分けか挿し芽をして増やします

歴　史 ● エジプト時代から知られ、神に捧げられていました

エピソード ● カモマイルの名前は、全草に強いリンゴの香りがあることから"地面のリンゴ"を意味するギリシア語のchamaimelonに由来し、*nobilis*は高貴な花に由来するとされます。花言葉は"逆境におけるエネルギー"

茶　剤 ● 1C約2t（≒1.5g）の頭花を用い、1日3〜4回食間に

適　応 ● 過食感、膨満や軽い痙攣性の胃腸障害のような苦痛。口や咽頭部の炎症に用いられます。イギリス、フランス、ベルギーなどでは真正のカミツレ（ジャーマン）に代わって特に月経不順、駆風剤として使われています。不眠、小児の発熱、活動過多、疳の虫にも

成　分 ● アンゲリカ酸、メタクリル酸などを含む精油、セスキテルペンラクトン（苦味物質）、フラボノド類、ポリアセチレン類、フェノール化合物、トリテルペン類

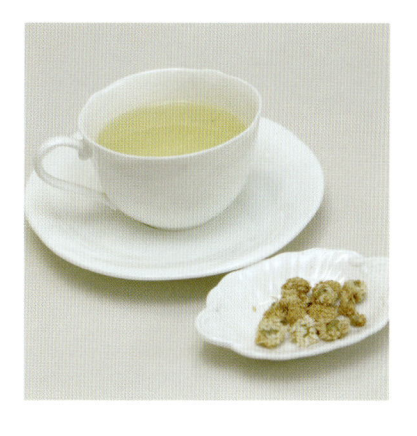

リンデン
Linden, Lime

学名：*Tilia cordata* Mill
科名：シナノキ科
和名：セイヨウシナノキ
　　　フユボダイジュ
別名：スモールリーブド・ライム

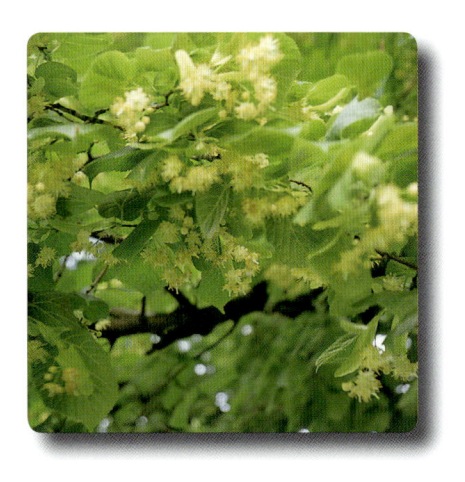

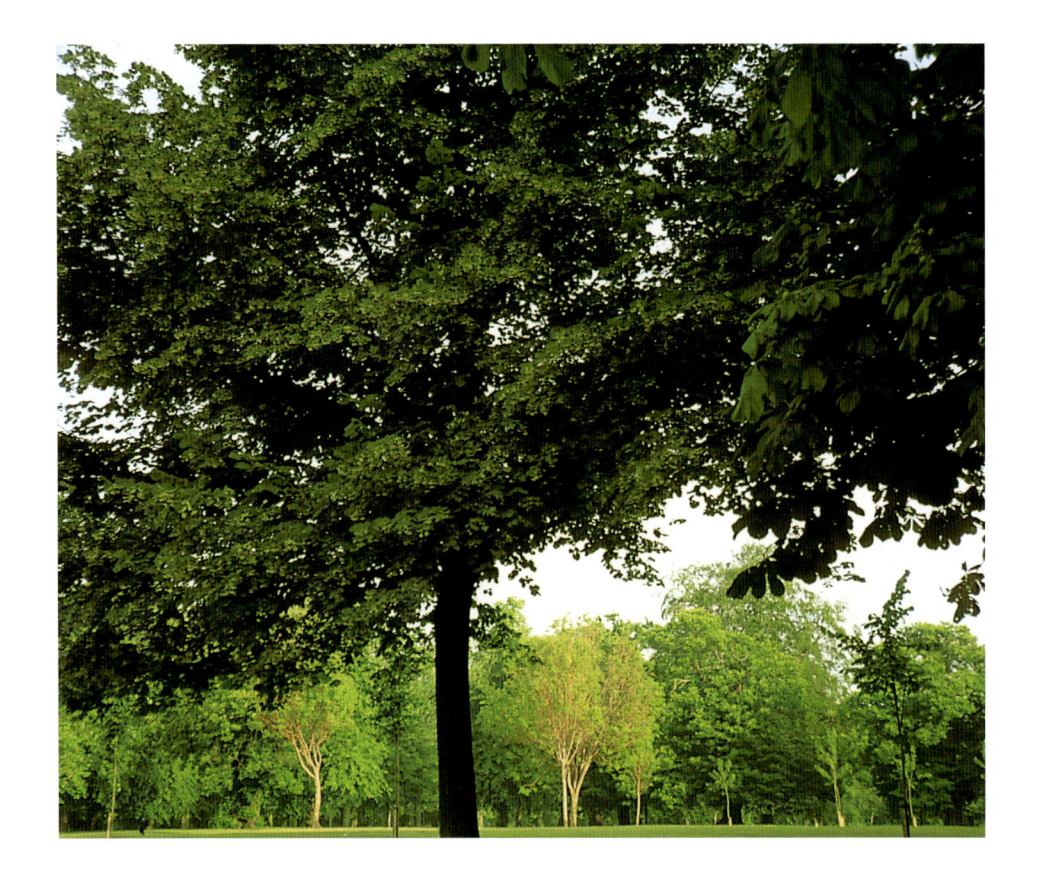

使用部位 ● 乾燥した花・苞葉

用　途 ● ティー、浴用、うがい、ポプリなど

利　用 ● *T.platyphyllos*（ラージリーヴド・ライム、ナツボダイジュ）と *T. × europaea*（スモールとラージの雑種）も同様に用います。アメリカ・シナノキ＝バスウッド・ティーは、類似するティーですが、吐き気を催すことがあるので控えめに摂取します。ヨーロッパでは民間薬として伝統的に、動脈硬化にはイチョウと、高血圧にはホーソン、ミスルトゥなどと、神経緊張にはホップと、風邪・インフルエンザにはエルダーと合わせて使用することが多く、ダイエット・ティーとしての用途もあります。樹皮は煎剤として、肝臓病に使います

原産地 ● ヨーロッパ

植　物 ● 高さは30m位までになります。フユボダイジュはハート型の葉の下面にだけ葉脈の隅に褐色の、ナツボダイジュでは白色の毛が見られます。芳香のある花は集散花序をなし、花茎は長い葉に似た苞についています。味はやや甘く、粘液性を呈します

栽培法 ● 刈り込んでも丈夫なため、公園、街路などに植栽されています

歴　史 ● 古代ゲルマンの諸民族によって、オーク（カシ属の木）同様神聖な樹木として、シンボルとされていました

エピソード ● インドボダイジュ（クワ科）とは別種です。癲癇と麻痺を癒す力があると信じられ、魔法と結びつけて考えられていました。花言葉は"夫婦愛"

茶　剤 ● 1C約1〜2t（2〜4g）5分を1日数回、特に午後、飲むたびに調製して熱いうちに服用

適　応 ● 気道カタルの咳刺激の緩和、発熱性の風邪に対する発汗薬。民間療法では、利尿剤、健胃剤、鎮痛剤、鎮静剤として用いられます

成　分 ● フラボノイド類、粘液（約10%）、タンニン、ロイコアントシアニジン類、ファルネソールを含む精油など

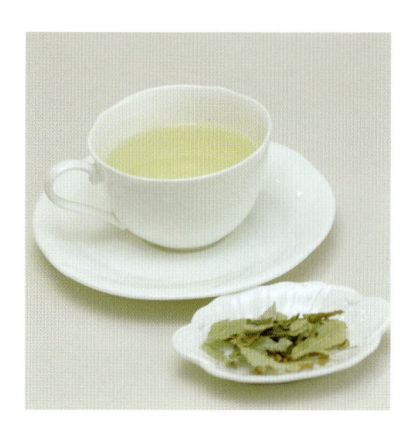

ローゼル

Roselle

学名：*Hibiscus sabdariffa* L.
科名：アオイ科
和名：ローゼリソウ
　　　ベニアオイ
別名：ハイビスカス
　　　スーダニーズティー
　　　レッドティー
　　　ジャマイカティー

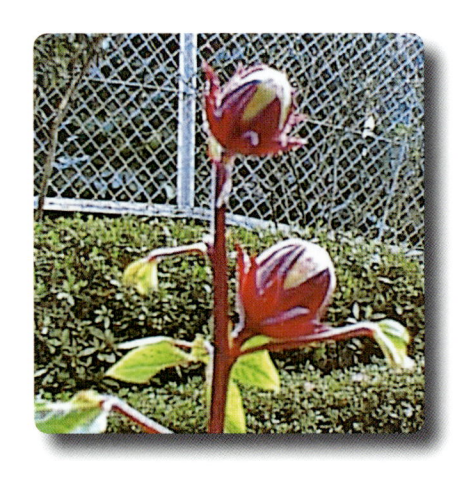

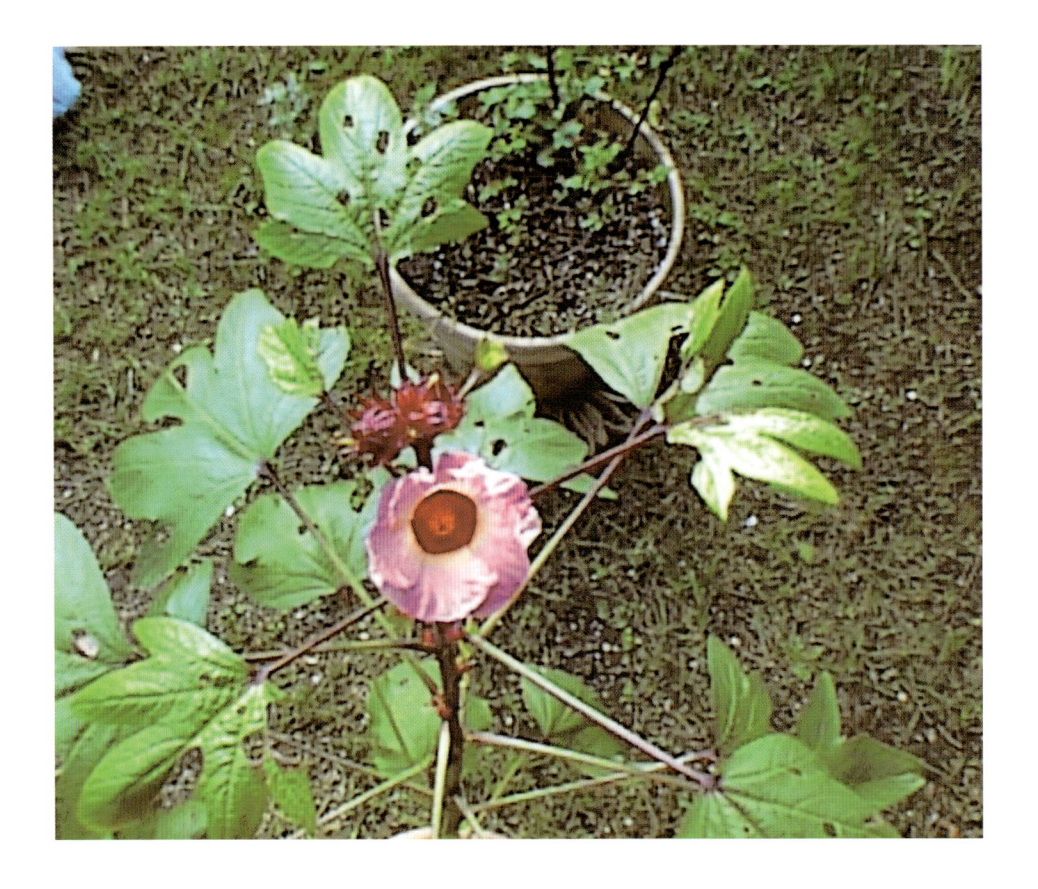

使用部位 ● 乾燥した結実期の萼

用　途 ● ティー、酒、ジャム、調理、繊維など

利　用 ● 収れん、利尿、解熱作用があり、ビタミンCの補給源でもあります。粘液には消炎・抗浮腫作用があり、多糖も含むので煎液をアレルギー性湿疹に用います。葉はルバーブに似た芳香があり、生、あるいは調理して食べます。ガクはジャム、カレー、チャツネ、クランベリーなどのソースに加えたり、ワインに入れて利用します。茎からは繊維が得られます。近縁のケナフ（通常は北方系のキューバケナフ *H.cannablnus L.* を指す）は、繊維植物として知られています。因みに、南方系ケナフがタイケナフ、紅麻とも呼ばれるローゼルで、葉の汁や茎の搾り汁も利用されています

原産地 ● 西アフリカ、熱帯アジア

植　物 ● 高さ2mにまで達する一年生草本。葉は卵形で上部にいくと掌状に浅裂、花は5裂の萼と多裂の副萼を有し、花期が終わると赤く肉厚になります。匂いは弱いのですが特有で、味は酸味が強いです

栽培法 ● 種子は3日ほどで発芽します。利用部位を採るためには結実させなければならないので、日本では短日処理をするか温室が必要です

歴　史 ● 18世紀にジャマイカに伝えられました。スーダン、メキシコなどにも導入され、19世紀後半、スーダニーズ・ティーとしてヨーロッパに紹介されました

エピソード ● 冷却性で喉の渇きを速やかに癒すため、スポーツ選手に愛飲されていました

茶　剤 ● 1C 約2/3t（≒ 1.5g）5〜10分

適　応 ● カフェインを含まない清涼飲料。大量に飲用すると、果実酸が吸収されにくいため緩和な緩下剤となります。アフリカの民間療法では、鎮痙、抗菌、利胆、利尿、駆虫、また血圧降下作用もあるとされます

成　分 ● クエン酸、リンゴ酸、酒石酸、ヒビスクス酸などの植物酸、アントシアニン、フラボン誘導体、粘質多糖、ペクチンなど

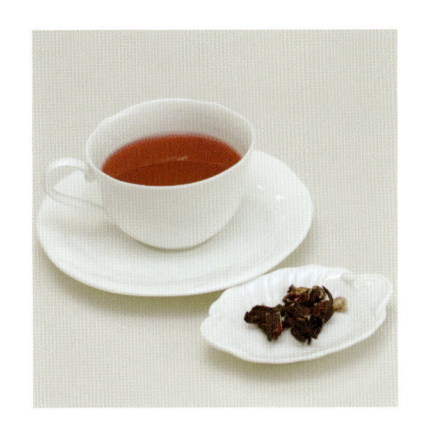

用語解説

カタル……浸出物を伴う粘膜の炎症
緩下（かんげ）……大腸を緩やかに刺激して、お通じをつける
強壮……心身を強くする
矯味（きょうみ）……不快な味を緩和する
駆風（くふう）……腸内のガスを取り除く
健胃……胃の働きを正常にする
鼓腸（こちょう）……腸内にガスがたまっている状態
止寫（ししゃ）……下痢止め
寫下（しゃげ）……便を柔らかくしてお通じを促す
収れん……収縮させることで組織の充血をとり、引き締め乾燥させる働き
鎮痙（ちんけい）……筋肉や血管の痙攣を鎮静させる
利尿……尿量を増やし、排尿を促す

2級

第6章　ハーブの栽培

五感刺激がよく取り上げられますが、現代は大半の刺激や情報が目から入ってきます。体のいろいろな部分や機能をバランスよく使って刺激を受け取り、感性を高め、心身ともに活性化することを考えてみましょう。ドライ・ハーブを使う場合でも、植えられた一株のハーブが原点なのです。

第6章

🌿 ハーブ栽培の楽しみ

■ 嗅　覚

　ハーブの特徴のひとつとして、すでに"香り"を挙げました。香りは五感のうちの嗅覚に働きかけてくるものです。脳の中で香りを感じる部分は記憶や情動をつかさどる部分と非常に近い位置にあり、そのため香りにより記憶が刺激されたりします。何かの香りをかいだ瞬間に忘れていたことを思い出した経験はないでしょうか。

　また、香りの刺激は気持ちをリラックスさせたり、昂揚させたり、幸福感をもたらしたり、あるいは鎮静させたりもします。

明るい華やかなローズの香り
甘いジャスミンやガーデニアの香り
ミントや柑橘系のさわやかな香り
ローズマリーやパインなどのすっきりとした落ち着きのある香り
そして懐かしい土の香り……

　アロマセラピーでは主に精油の香りが心身に働きかけますが、ハーブの栽培の場合、植物に直に触れたり移り香を感じることで、同様の効果を得ることができます。植物の香りはよりやさしいものです。また植物に触れることにより香りは立ちますから、もう一つの五感である"触覚"を同時に働かせることにもなります。

■ 触　覚

　触覚にはまた嗅覚とは違う刺激や楽しみ方があります。とがった葉や丸い葉、厚みのある葉や薄い葉、表面がスベスベの葉やフワフワ・ザラザラ・チクチクの葉、縁が滑らかな葉やギザギザの葉。見ているだけでは得られない情報があります。距離をおいて遠くから植物を眺めているのではなく、直接触ってみることで痛かったり、気持ちよかったり、くすぐったかったりと感情までも刺激されるのです。

■視　覚

　ハーブと聞いたら、何を思い起こすでしょう。ラベンダー、ローズ、ローズマリー……。ハーブの花は可憐なものが多いのですが、あでやかな花の代表といえばローズでしょうし、畑一面咲くようすならラベンダーが思い浮かぶでしょうか。花は時期が短いからこそ、見る者にとってはかなさも感じれば、凝縮された思いも抱くのです。

　カラーリーフ・プランツという言葉があります。花は時期が限られていますが、葉はより長く楽しめます。葉の色で植物を楽しむという認識も広がってきたようです。花の色はさまざまに美しいものですが、葉からは緑の濃淡や鮮やかさ、くすみ、光沢があったり表と裏の表情が違ったりとなかなか変化に富んだ、そして落ち着いた雰囲気をほぼ通年にわたり楽しめます。ハーブにもシルバーグレイの葉や赤・黄色・斑入り，緑の濃淡・明暗などのバリエーションを持つものが多くあります。花や葉の形、大きさ、それぞれのつく位置、幼葉と成葉の違い、柔らかさ、光の透過の具合、透明感……視覚に訴える刺激もバラエティーに富んでいるのです。

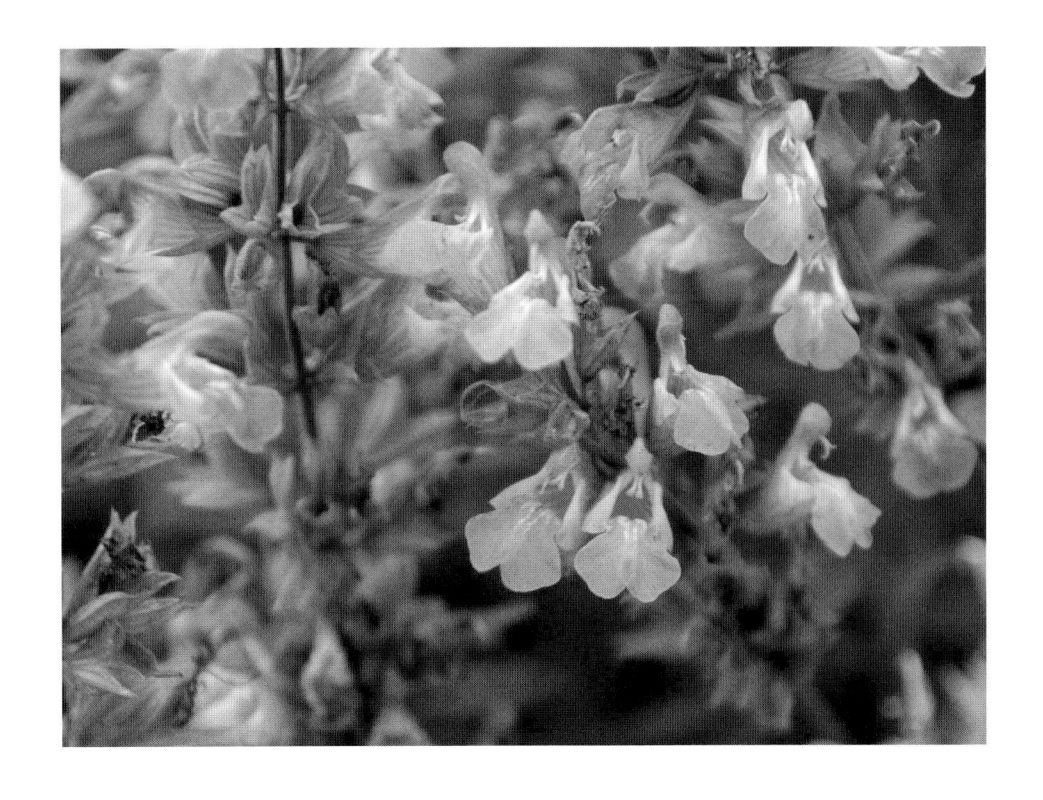

■ 味　覚

　ハーブには食用になるものが多く、収穫を期待できます。収穫したものは調理に利用したり、お茶で飲んだりすることで味覚に訴えかけてきます。散策を楽しみながらハーブに触れて香りをきき、その香りが気に入ったらちょっと葉を摘んで味わってみるというようなことも可能です。もちろん全てのハーブが口にしてよいわけではないので、ハーブを扱う側にも多少の知識は必要になります。食べたり飲んだりすることにハーブを使うことのメリットは、前章（食べる）に述べたとおりです。栽培の合間にワイルドストロベリーの実をつまんだり、ハーブの香りの中でどんな料理にしようかと思いめぐらすのもよいものです。美味しい香りに刺激されて、健康的な食欲が呼び起されることもあるでしょう。

■ 聴　覚

　聴覚についてはハーブの手柄とばかりはいえないかもしれませんが、ハーブの特性から興味を引かれれば、それが外へ行ってみたいと思うきっかけにもなりうるでしょう。外へ出る、あるいは窓を開け放つことでもよいのですが、木樹を渡り、草を騒がす風の音や水の流れ、小鳥の声、砂利を踏む音といったさまざまな自然界のかもしだす音に出会えます。また、そうした心を触発されることがらが自然と話題になり、コミュニケーションを手助けするでしょう。話をする一方、相手の話も聞くということは会話を育てることであり、人間関係を育てることでもあるのです。

　ついでに言えば、聞くことは声なき植物の声を聞くことでもあります。思いやりや優しさが、聞こうとすることで私たちの中に育まれるのです。

　以上、五感刺激という観点から、ハーブ栽培の楽しみを述べてみました。普段、身近にあって何気なく利用しているハーブですが、人間の必要を満たすだけでなく、多くの楽しみを提供してくれていることに気づかされます。

🌿 ハーブの栽培

■ 土つくり

《よい土の構造》

　土壌により植物は育まれるのですから、土つくりが大切なことはいうまでもありません。一般によい土の条件として、

　保水性
　通気性
　排水性

が挙げられます。これを満たすために大切なのが、団粒といわれる構造なのです。
　団粒構造を持つ土は、サラサラの細かい土ではなく、ある程度の大きさを保っている土です。小さい粒が集まってある程度の大きさを保つことにより、塊の中の小さい粒と粒の隙間に水分を保つことができるのです。また、ある程度の大きさを保った塊の土と土の間にも大きな隙間ができるので、一方では水はけもよくなります。一見相反するような保水性と排水性をともに備えることができるのです。さらに、水が通り抜ければそこが空気の通る道にもなり、通気性も確保されるというわけです。常に呼吸をしている根にとって、酸素を吸うためには土の団粒構造が欠かせないのです。
　団粒は、土の中の微生物を中心にして周囲に粘土や砂粒がついてできます。団粒が多ければ、有機物の多い肥えた土になるのです。植物は団粒の隙間から水分や養分を吸い上げて生長します。また、肥料分が雨や水遣りによって流れてしまわないよう、土が肥料分を保持する働き（保肥性）も、団粒によっているのです。

《土の養分》

　地球表層に含まれる元素は、重量比にして多い順に酸素、珪素をはじめアルミニウム、鉄、カルシウム、ナトリウム、カリウム、マグネシウム、水素、マンガン、臭素、リン、炭素、イオウ、塩素、パナジウム、クロムなどがあり、さらに微量ですが、銅、窒素、ボロン、コバルト、亜鉛、セレン、モリブデン、錫、ヨードなどがあります。
　植物が光合成をしてエネルギーを作りだすためには、水と二酸化炭素以外に無機物が必要になります。それを土壌から吸収しているのです。特に窒素、リン、

カリウム（三大栄養素）は多く必要ですが、土壌だけでは不足しがちです。そこで、これらを肥料として施す必要が出てくるのです。

　窒素は植物が生長するための栄養素で、若い時期や葉を養うのに必要です。"葉肥え"とも言われます。リンは植物の体を構成するのに必要な栄養素で、花芽をつけたり花を咲かせるよう働くので、"花肥え"とも言われます。カリウムは植物を丈夫に育てる働きをします。特に根の発育を促がすので、"根肥え"とも言われます。窒素と拮抗するので、カリウムが多いと窒素の効果が薄れることが知られています。植物により3要素の配合比は異なります。

　窒素が不足すると、葉が赤く変色したり、生長が衰え新葉が出てこなくなります。リンが不足すると生長しなくなり、花つきが悪くなります。カリウムの不足では、葉脈の間に小さい褐色の斑点ができたりします。その他、前述の三大栄養素にプラスして、四大栄養素とも言われるカルシウムが不足すると葉の先が褐色になって部分的に枯れたりする症状が見られます。銅が足りなければ葉脈間の緑が褪せたり、亜鉛の不足では葉の色が薄くなったり葉が小さいままだったりし、マグネシウムが足りない、鉄やイオウなどが足りないことによって、さまざまな症状が現われるのです。

《その他土壌の要因》

　土壌の固さも大切な要因の一つです。踏み固めたような固い土では、種子は発芽しにくくなります。そのため種を撒く時には、通常は耕す作業を行ないます。

　また、日本は火山が多いことや、雨が多いためにアルカリ分が流れやすいという要因があり、土壌が酸性に傾きやすい傾向があります。植物によって差があるものの、たいていのものは弱酸性から弱アルカリ性の間のpHで生育します。(pH7がほぼ中性で、それ以下を酸性、それ以上をアルカリ性という) 酸性土壌が多い日本では、石灰を入れて酸性を弱める土壌改良がよく行われています。

　ハーブの故郷であるヨーロッパではその逆で、雨が少ないことや石灰岩に富んでいることなどから、土壌はややアルカリ性に傾いています。植物の原産地から栽培上の特徴を把握するというのは、こうした日本の自然状況と原産地を比較した上で、栽培がうまくいくよう、違いが大きい場合にはそれに近づけるというところに生かされるのです。

《プランターの土》

　プランターに入る土の容量は限られているため、植物に必要な水、空気、栄養素が限られてしまいます。そこで市販の培養土には通気性、排水性、保水性、保肥性がよいように土の種類をブレンドし、さまざまな有機物や無機物が混ぜられているのです。

　以下、土について簡潔に説明します。

・**基本用土**

　赤玉は粒で排水性、通気性がよいのが特徴です。改良土と組み合わせて使います。粒の大きさもいろいろあるので、用途により選択します。通常プランターには小粒から中粒を用いるとよいでしょう。篩いにかけて粉になったものは通気性が悪いので、取り除いて使います。

　黒土は有機物を多く含み保水性、保肥性はよいのですが排水性、通気性がよくありません。そこで改良土を多めに混ぜて使うとよいでしょう。

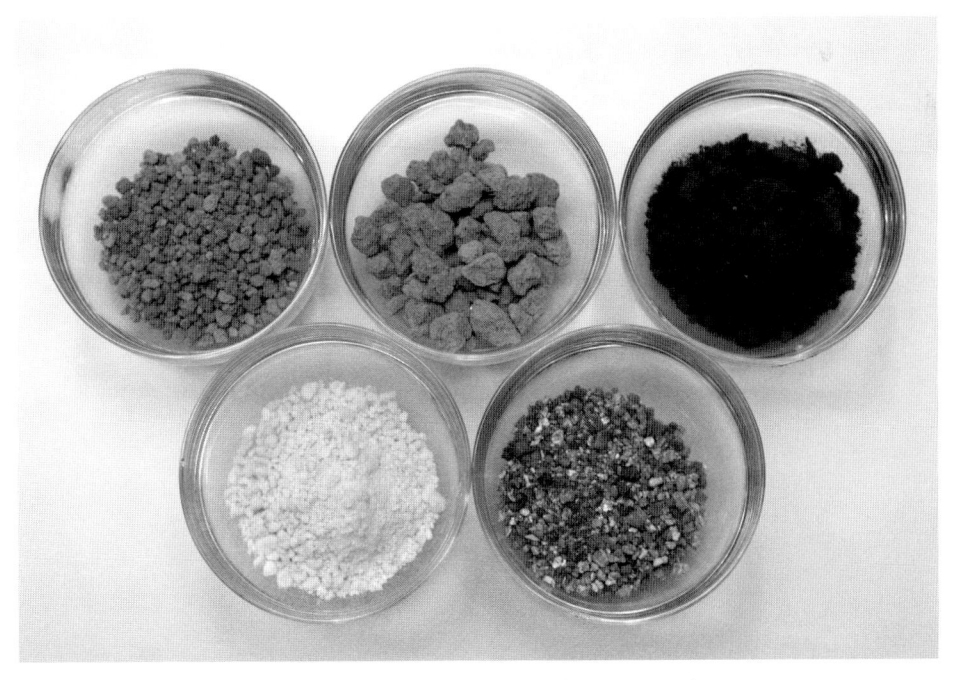

上段左から赤玉小粒、赤玉中粒、黒土、下段左からパーライト、バーミキュライト

・改良土
　改良土には腐葉土や堆肥、ピートモスなどの有機物とパーライト、バーミキュライトなどの無機物の土があります。
　腐葉土は広葉樹の落ち葉を腐らせたもので通気性、排水性、保肥性がよいです。
　堆肥は樹皮や牛糞など有機物を堆積発酵させたもので、通気性、排水性がよいものです。
　ピートモスはミズゴケが湿地で堆積したもので、保水性があり土を柔らかくします。酸性が強い傾向があるので、酸度調整済みのものを買い求めるとよいでしょう。
　パーライト、バーミキュライトはそれぞれ真珠岩、ヒル石から作られたもので、清潔で前者は保水性、後者は保水性・通気性がよい土です。パーライトは軽いのでハンギング・バスケットの土にブレンドするのに適しています。バーミキュライトは種まき、挿し芽に適しています。（パーライトには、黒曜石から作られるものもあり、こちらは排水性に優れています）

・プランター用土のブレンド
　プランター用の土の基本ブレンドは、赤玉6〜7：腐葉土3〜4に元肥と、植物の特性に合わせて改良土を全体の1〜3程度加えます。

《庭や畑での栽培》
①土を20〜30cm掘り起こし、天地返しをします。
②酸性土の場合は、苦土石灰または消石灰を1㎡あたり50〜100g程度撒き、すき込んで1週間程度おきます。
③腐葉土を入れて耕し、元肥として完熟堆肥を1㎡あたり3kg程度すき込みます。
④整地して、植えようとする植物により平畝、高畝にします。
⑤植付けは1〜2週間程度土を落ち着かせてから行ないましょう。

《肥　料》
　堆肥はワラ、家畜の糞、落ち葉などを山積みにして作られます。他の肥料に比べて含まれる栄養分は少ないのですが、土壌を団粒化する働きがあります。土の中の微生物を増やし、よい土を作るのです。改良土として使うと、前述のように通気性、排水性がよくなります。
　有機肥料には油を搾った後の大豆やナタネのかす（油かす）、家畜の骨を粉にしたもの（骨粉）、人間が食べない魚を粉にしたもの（魚かす）などがあります。
　有機肥料を使うと、野菜や果物の甘味が増すといわれます。これは、団粒の中の水や養分を吸収しようとして植物が細胞の浸透性を高めることによって、デンプンよりも水に溶けるブドウ糖など糖類を増やすからです。
　化学肥料のうち、窒素肥は窒素ガスから硫酸アンモニウムを科学的に合成して、またリン酸肥やカリ肥はリンやカリウムを含む鉱物から化学合成して作られます。安価で、栄養分を十分与えることができますが、使い続けると土を固くするなどの問題も指摘されています。また、作物に吸収されなかった栄養分が土壌から流れ出して河川の水を汚すなどの環境問題も起こっています。

■ 増やし方

《播　種》
　発芽・生長の早いもの、扱いやすいもの、大量に欲しいもの、苗が入手しにくいものなどは種子を購入して蒔くとよいでしょう。
　したがって、発芽に時間のかかるものや、生育の遅いものは苗で購入する方がベターということになります。例えばラベンダーやローズマリーなどは忘れた頃に発芽してくることがあり、慣れないと栽培しにくい品種です。実際、生長の変化が目に見えて確認できる方が、栽培の励みになります。
　播種の方法としては、

　①直蒔きと箱（ポット）蒔き
　②条蒔き・点蒔き・ばら蒔き

　といった選択肢があります。

①については、大きい種は直蒔きでもよいのですが、箱蒔きの方が発芽率はよいようです。土は培養土を用いると、雑草の種が混入していることもなく、蒔いたものだけが発芽するので、管理がしやすいでしょう。

②については、大きい種は一つずつ、あるいは数粒ずつ置いていけばよいのですが、大体はばら蒔きでよいでしょう。後は発芽後の間引きで調整するなり、移植をするなどで対応します。

プランターに蒔いたら軽く覆土し（カモマイルのように細かい種は覆土しないで、種を軽く土に押し付けるだけでよい）、プランターの内側の大きさに合わせて切った新聞紙を1枚乗せておきます。この新聞紙が、覆土しない場合には土の代わりにもなり、温度の調整もし、また土の渇きを見る目安にもなります。潅水は新聞紙の上から行ないます。水を張ったバケツなどにプランターを入れて腰水潅水する方法もあります。いずれも、蒔いた種子を動かすことなく潅水することができる方法です。

種袋などに書いてある発芽日数を参考にし、時々新聞紙をめくってみます。一つでも発芽してきたら、新聞紙を取り去ります。取り忘れるとモヤシを栽培している状態になったり、せっかく発芽したものが新聞紙にくっついてしまい、新聞紙を取り去るときに一緒に抜けてしまったりするので、注意します。

基本的に本葉が数枚出るころには、移植するなり定植するなりします。しかし、中には移植を嫌うものもあるので、その場合は間引きながらそのまま大きく育てられる容器を、最初に選定しておかなくてはなりません。栽培に必要な基本的な情報は種袋に記されているので、保存しておくとよいでしょう。

《挿し木》

挿し木は栄養生殖の方法の一つで、親の形質をそのまま子孫に伝えるのに適した方法です。栽培上交雑しやすい品種や、特に香りのよいものを選抜して栽培する場合などによく用いられます。また、種子からの栽培に時間のかかる生育の遅いものを増やしたいときにも、挿し木を行ないます。

挿し木に適した時期は、一般的に梅雨や秋霖の頃とされますが、実際にはほとんどの時期に可能です。寒い時期には、鉢ごとビニールの袋に入れて行なうなどの工夫をします。大きい鉢を幾つも越冬させるのが大変な場合、例えばペラルゴニウムなど挿し木がてら越冬させるのも便利です。

挿し木用には7～8cmの枝先を切り取り、葉を数枚残して、タイムやローズマリーなど葉の細かいものは枝先1/3～1/2の葉を残して、後は取り去ります。

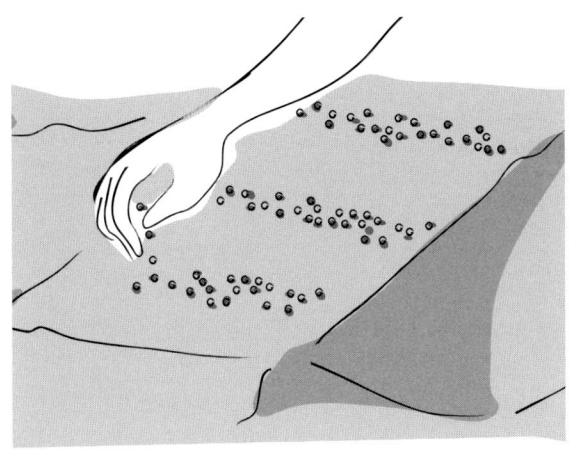

条蒔き
一定の間隔で溝を切り、条状に蒔きます。箱蒔きでよく行われる方法

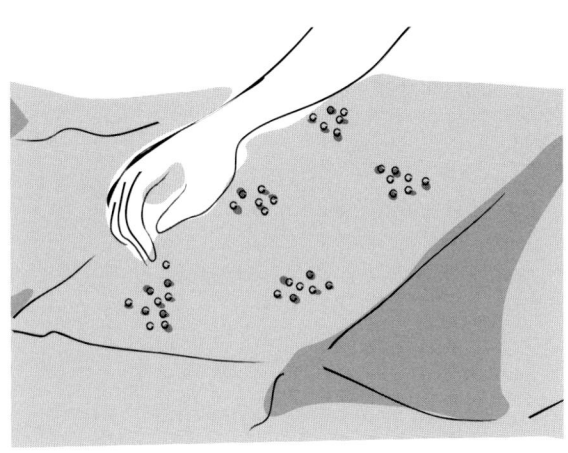

点蒔き
数粒ずつ間隔をおいて播種し、発芽後に順次間引いて、それぞれの位置に一本にします。直蒔きのときによく使われる方法

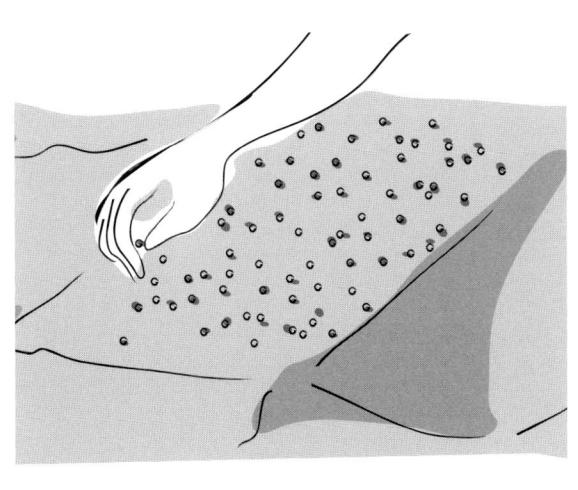

ばら蒔き
全体に万遍なく播種し、発芽後に間引きながら、間隔を調整します。微小な種子の箱蒔きでよく使われる方法

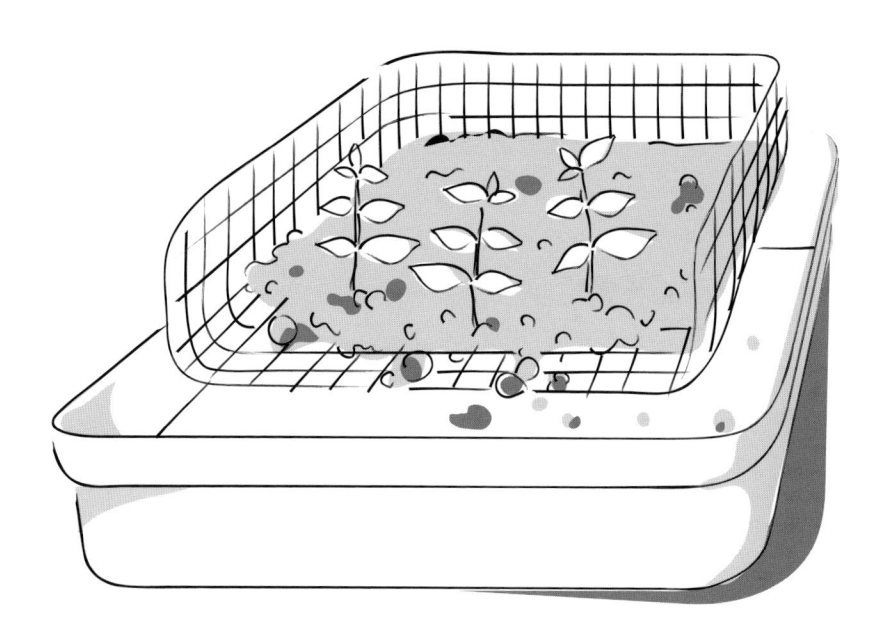

水切りカゴの内側に網を敷き、硬質赤玉小粒を入れます。水受けに土の高さの半分くらい水を入れて給水させた床に、用意した枝を挿します。このとき、水位が土の上までこないことを確認しましょう。
　直射の当たらない、暖かい場所で管理をします。水はできるだけ交換を心がけ、時々カゴを上げて空気を送るようにしましょう。
　この方法の利点は、カゴを持ち上げて見ることで、目で発根を確認できることです。また、赤玉は移植のときに、根を傷めずにスッと引き抜くことができます。発根したら早い時期に清潔な土を入れたポットに移します。それにより、その後の生長がスムーズにいくのです。

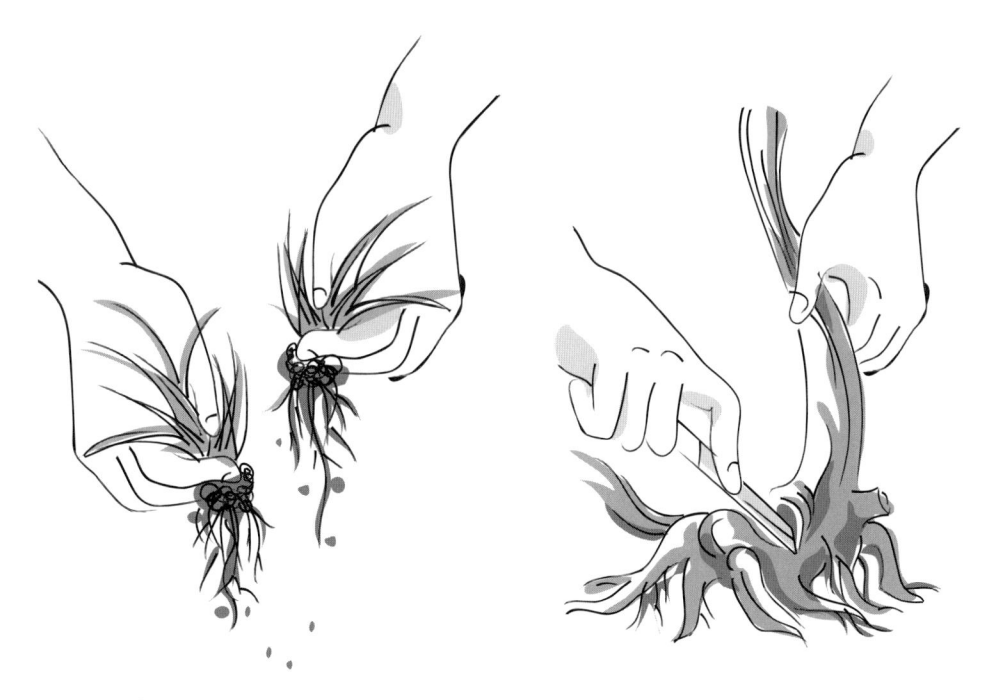

《株分け》

　繁殖力の旺盛なものを鉢植えにすると、直に繁茂して根詰まりを起こしてしまうことがあります。そのようなときには株分けすることが栽培上有効です。
　また、株を増やすための方法としても株分けを行います。

■ 栽培上のポイント

《植物の選択》

　まず栽培する植物を選ぶ基準ですが、自分の好きな植物を植えるのは言うまでもありません。それ以外の条件について考えてみましょう。
　①季節感のある植物、一年草・多年草など植物の特性。
　②栽培しようとする植物の収穫可能な時期や、その利用法。
　③栽培する条件（庭・ベランダ等の場所、日当たり、風など）に見合う植物。
　④最終的にどのくらいの大きさになるか。必要なスペースが確保できるか。
　⑤寄せ植えするときは、デザインと同時に、栽培上の特性の近い植物を選ぶ。

《水遣り》

　庭や畑の場合には、真夏の暑い盛りは別として、植物は自然の恵みを感じてそこへ向かって根を伸ばし、生長していきます。しかし、プランターの栽培では限られた量の水しかないので、水遣りを忘れれば枯れてしまいます。反対に可愛がり過ぎて根腐れを起こすこともあります。水遣りは定期的に行なうのではなく、土の状態を観察し、表面ではなく土の中が乾いてきたら与えましょう。

　時間帯は朝、日が昇りきる前までがベストです。猛暑で朝だけでは足りないようなときは、夕方も行ないます。なるべく植物の根元に、プランターの下から流れ出るまでたっぷり潅水します。庭に撒く場合も、表面が湿る程度ではなく十分しみこむように撒きます。

■ 収穫

　収穫は日常的に行なうもの、季節に合わせて行なうものがあります。植物の状況をよく観察しながら行なうようにします。

①ハーブは、まめに摘むことが上手な栽培につながるので、一定の大きさになった後は一、二年草を含め、日常的な摘芯が収穫となります。香辛野菜的に使えるハーブであればそのまま食卓に、それ以外はドライにしてストックしましょう。
②一、二年草の場合には日常的な収穫後、時期を見て花をつけさせ、種子を収穫して翌年に備えます。あるいは、盛期にまとめて収穫する際、種子を取る株は別に残しておきます。
③結実するものは、時期を見定めて収穫します。
④多年草は日常的な収穫以外に、大きな収穫期として梅雨直前、夏、秋と大きく３回あります。

■ 保存

　収穫物の保存法は、利用法を考えて行ないます。主な保存法は、ドライ法と冷凍法があります。ハーブの種類によっても向き、不向きがあるので、栽培段階から収穫、利用まで一連の作業を見通して計画しておくとよいでしょう。

《ドライ法》

　ドライを作るのには、自然乾燥と人工的な方法があります。一般には自然乾燥で行ないます。植物や利用する部位により枝ごと小束にして吊るす、葉や花だけを取ってザルなどの上で乾かすなどの方法を使い分けます。ザルを利用する場合は、ザルごと吊るすとよいでしょう。乾燥は以下のような条件の場所を選んで素早く行います。

①直射日光の当たらないほの暗い場所
②乾燥した暖かい場所
③風通しのよい場所

　自然乾燥の場合、長くても10日くらいを目安とし、指で摘むと、パリパリ音を立てて崩れるような状態になるまで乾かします（ボーン・クリスプ）。冷暖房機を使用している時期であればその吹き出し口近くで行なうのも有効な方法です。乾燥が不十分だと、カビの発生原因になります。天候の条件により自然乾燥で十分に乾かない場合には、人工的な方法で仕上げ乾燥をします。

　人工的な方法としては、若干熱を加える方法があります。食器乾燥機の利用、オーブンの余熱の利用（ただし、料理したものの臭いが移らないよう、砂などを焼いた後がよい）などです。

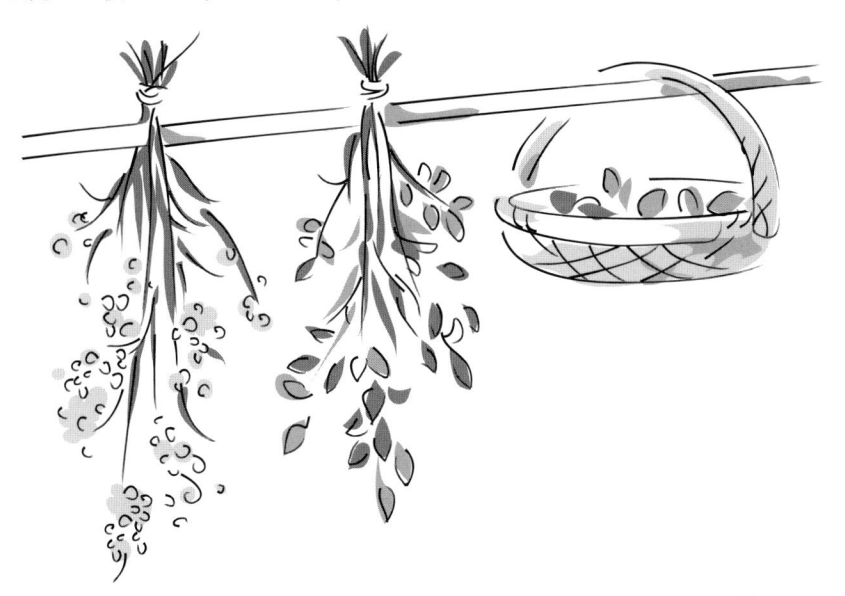

枝ごと乾かす場合は、あまり葉が重ならない程度の小束にします。花や葉のみの場合も重ならないよう平ザルに広げ、万遍なく風が当たるようにします

電子レンジの利用もできますが、加熱が急速に進行するため水分が強く吸い上げられて収縮率が高くなり、チリチリになることもあります。様子を見ながら行なうようにしましょう。

乾燥したものは、ジッパー付きの袋に入れてから、さらに密閉容器に入れて冷暗所で保存します。乾燥剤を入れるときは、密閉容器の方に入れます。ドライであっても、ハーブは生き物です。時間の経過とともにそれの持つ特性は衰えていくので、保存は長くても1年以内とし、次の収穫期までには使い切ります。

《冷凍法》

調理用（ティーも含む）のハーブは、香辛野菜的に食べるものを除き、ほとんど冷凍保存することができます。花や葉をそのままで、また調理用には微塵切りにした単品や好みのミックスを、ジッパー付きの小袋に1回分ずつ小分けして冷凍すると便利です。そのほか、アイスドリンク用に葉や花を閉じ込めたアイス・キューブを作っておくのも楽しいものです。庫内のスペースと相談しながら行ないましょう。

ハーブ検定試験

1級編

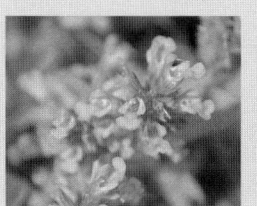

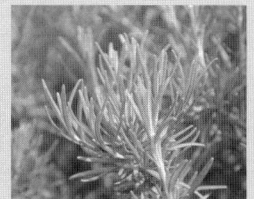

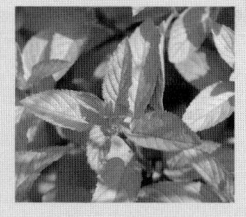

はじめに
―1級検定の目指すもの―

　1級検定は、2級の範囲も含んでいます。つまり、2級の知識を習得してハーブをセルフ・ヒーリングに活用しつつある皆さんが、さらに幅を広げて身近な人たちのケアにも役立てられることを目的としているのです。ハーブの全体像についても学びながら、ハーブ・ティーを日常の健康管理やストレス・マネージメントに取り入れていけたらよいですね。

　ごく使いやすいハーブを扱った2級のベーシック10だけでも、かなりのハーブ・ティーをブレンドでき、使い方にもさまざまな可能性があります。

　1級ではさらに10種の基本的なハーブを取り上げます。それらをより使いやすくするために、このテキストでは実用的な、あるいはベーシック・ハーブを補強するハーブをさらに10種プラスして（P.143〜P.154は検定出題範囲外）紹介していますので、実践の参考にしてください。

　個人でハーブを使うとき、マニアックにたくさん集めても、使い勝手のよいハーブは案外決まってきてしまうものです。たくさんのハーブを持っていて使いきれずに古くしてしまったり、使う機会がなかったり、使いこなせなかったりするより、使い勝手のよいハーブを上手に使いまわす方がはるかによいのです。ハーブ・ベースのソフトドリンクまで選択肢に入れると、ブレンドや用途の守備範囲は相当広くなります。

　1級ではハーブだけでなく、植物と環境の問題も取り上げているので、それぞれ改めて考えてみて欲しいのです。またハーブの歴史を振り返り、人間がどのようにハーブとかかわってきたかを知ることにより、自分とハーブの新しい関係を

みつけてみましょう。いつの時代も古きをたずねる中に新しい発見があるものと信じます。ハーブ・ティーを中心としたブレンドも、嗜好的なものだけでなく、目的に沿ったティーを考えた上で、そこにいかに美味しさをプラスするかに挑戦してみたいものです。

　他の茶類やジュースなどとハーブ・ティーをブレンドするときには、それらの素材についても十分理解していることが必要です。そうであってこそ、ハーブの利点も生かすことができるのです。料理や染色、その他ハーブを利用するにあたって、ハーブだけで何かできるということは余りありません。ハーブの特性をよりよく生かすためには、ハーブと一緒に使う素材についても把握していることが必要なのは、言うまでもありません。

　暮らしにハーブを取り入れる幾つもの方法のうち、ティーは大きな道具立てもいらず、日常の習慣にバリエーションを加える形で取り入れやすい方法です。それだけに長く続けやすいでしょうし、工夫次第で間口も広げられれば奥行きも深めることができるのです。

　ハーブ・セラピーの世界へさらに一歩足を進め、さらなる飛躍をして欲しいと念願します。

1 級

第1章　ハーブの歴史

現在のハーブと私たちの暮らしをちょっと立ち止まって考えてみるために、そしてよりよい利用を模索するために、ハーブの歴史を振り返ってみましょう。そして、それを切り口として、私たちを取り巻く環境や植物と人間との関係についても考えてみましょう。この地球において、植物は私たちよりはるかに先輩なのですから。

第1章

🌿 環境・植物・人間

　いまから約45億年前に、地球は太陽系の他の惑星とともに誕生したと推定されています。初めての生命が誕生したのは、約38億年前です。植物や私たち人間をも含めた動物などの多様な生物は、全て最初に誕生したその一つの生命を源として共有しているのです。言い換えれば、現在地球に生きているもの全てが、一つの命を38億年の間つないできて、ここに存在するのだということができるのです。

　宇宙や地球の歴史をスケールにすれば、人類の誕生以来のことなどほんの一瞬のことかもしれません。しかし、人の一生というスケールで見れば、どれだけの世代が交代したことでしょう。そしていま、21世紀。

　人類の視点に立てば、文明は大きな進歩を遂げたといえるでしょう。文明の利器に囲まれて暮らしは豊かになり、寿命も延びました。その一方で、オゾンホールや温暖化など地球規模の環境問題がクローズアップされるようになりました。地球から人類が始めて宇宙へ飛び出し、地球の外からこの星を目にしたときに伝えられた"青い地球"という表現には、多くの人々が感銘を受けたに違いありません。それにより、水の恵み、植物の恵みに多くの命が育まれている"緑の地球"を再認識したのです。それから半世紀が経ちました。

　1985年にウィーン条約が採択されて以来の歩みは、遅々としている感もありますが、ともあれ現在、公にも個のレベルにおいても議論の場はできてきているようです。生命が海から誕生し、緑が生物の生存を可能にしていることを意識のどこかに持ちながら暮らしを営む、あえてそのようなことが必要な時代なのかもしれません。

　かつて酸素の乏しかった地球に、やがて植物の繁茂が酸素濃度の増大をもたらしました。それにより動物の、ひいては恐竜など大型生物の繁栄が可能になったのです。しかし草食動物が過剰に増殖したことによる植物の衰退は、酸素の減少と二酸化炭素の増加をもたらしました。これが動物に不利益に働いたことは想像に難くありません。その結果もたらされた草食動物の減少が、二酸化炭素による温室効果とあいまって再び植物の繁栄を促がしたというのは、簡単に模式化しすぎたきらいがあるかも知れませんが、呼吸と光合成の、環境のバランスの一例です。

　それと引き比べて現代はどうでしょう。ジャンボジェットや車などという認識しやすいことをはじめ、日々の生活レベルの細かいことまで、私たちの暮らしは酸素の消費と二酸化炭素の生産を土台にしているといっても過言ではありません。

光合成の源である熱帯雨林の伐採による酸素産生の減少。温室効果ガスによる地球の温暖化という点だけは似ているようにもみえます。

しかし、そこに介在する人間の行為を認めるとき、この後、植物が果たして豊かに繁茂するかの可能性については、現状のままでは疑問視せざるを得ないようです。加えて、オゾン層の破壊が明らかになり、対策は進められているもののオゾンホールの縮小は計算通りにはいっていない現状があります。

"環境"とは私たちが生きていく器であることを思うとき、環境のためにたとえ小さなことでも何ができるかと自らに問うことは、とりもなおさず私たち自身のためでもあるのです。決して特別なことではありません。好きだという思いで植物とかかわることから一歩進めて、ハーブとかかわることから一つひとつの植物の持つ背景に目を向けてみましょう。そのことを通して、自らのライフスタイルを振り返るきっかけとして欲しいのです。

私たちは"人間"という、ものを作り出していこうとする生き物であるがゆえに、ハーブを含めた植物も他の生物のことも、自分たちの視点から見てきました。しかし、生命の源を一つにする生物として、環境をバランスよく構成する意味においても、"共存"ということに十分意識して目を向けていきたいものです。

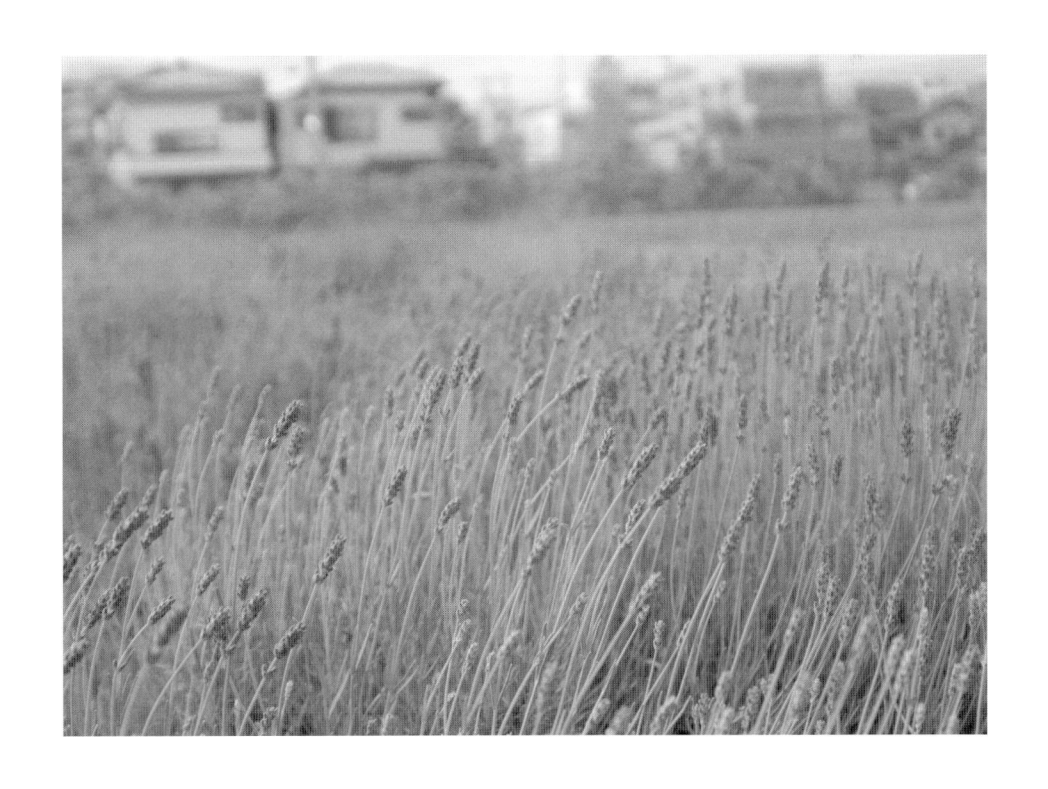

🌿 歴史

　歴史とは生き物のようです。過去に起こってしまったことなのに、単に過去の事実として扱えないのです。現在からみれば、過去のことは資料でしか知りえないにも関わらず、資料は全てを網羅するものではないからです。見えている部分から見えない部分を類推して全体像を描き出すこともあり、そこにいろいろな解釈が生まれる余地があるのです。歴史学の面白さでもあり、難しさでもあります。何か新発見があると、今までの説が裏付けられることもありますが、覆ってしまうこともあるのです。

　ハーブの歴史ということでいえば、紙がなかった時代や、あっても貴重だった時代には、契約とか決まりのような重要なことでなければ、記録には残さなかったであろうと考えられます。したがって、薬として処方されたハーブのようなものは早くから記録されましたが、人々の日々の営みに用いられたハーブについては、なかなか記録の対象にはなりえなかったのです。

　そこで、文献資料だけではなく伝承や風俗・習慣などの民俗学や考古学の成果、文学（その時代の現代小説にあたるものや、その時代から見た時代小説）なども参考にすると、公の歴史では見えにくいハーブにまつわる出来事が見えてくることがあります。

　以下、歴史の中から幾つかの話題を抜き出して、ハーブの視点から紹介します。

🌿 有史以前

　前章で述べたように、地球は今から約45億年前に誕生したと推測されています。そして38億年前に初めて誕生した命をつないで、他の生物とともにヒトも現在あるのです。人類の祖先がいつ誕生したかということは難しいのですが、300万年くらい前に存在したアウストラロピテクス・アファレンシスは直立歩行をしたと考えられています。ちなみにホモ・サピエンス・サピエンス（現生人類）が出現するのは、3万5000年前まで待たなくてはなりません。

　ヒトとハーブとの関わりがいつから始まったのか？　これも大変難しい問いです。前述したような地球の歴史全体から見れば、ヒトが誕生してから、ましてやヒトが文字を扱うようになってからの歴史など、ほんの瞬時のことなのです。

　しかし、ヒトの立場からみれば、ヒトの歴史を刹那に過ぎないとは言いがたい

のも事実です。ヒトの歴史の中で有史以前、つまり文献的資料が存在する以前の時代は、今の私たちからは遥か遠いことに思えます。実際ヒトの歴史上、有史以前の方がずっと長いのです。文献資料は、ときに意図的に（例えば為政者の都合によって）書かれたものまで含めたとしても少ないのですが、それが歴史の解明に果たす役割は大きいのです。そのことは一方で、文献資料がない有史以前が長いということは、その時代を知り得る手立てがきわめて少ないということをも意味します。

それでもヒトとハーブのかかわりが、おそらくヒトの誕生以来であろうと考えられるのは、まず考古学が提供してくれる資料によります。また、人間の暮らしを考えるとき、文明の利器などというものがない時代ほど、ハーブを抜きにして成り立つのは難しいだろうと推測されるからです。たとえば猟で得た余剰の肉の保存、病気や怪我の治療といったように、衣・食・住全ての面で植物への依存度は、今よりはるかに高かったと考えられます。

植物との精神的なかかわりについて触れると、ネアンデルタール人は今から10〜4万年位前まで東ヨーロッパに生存していた旧人ですが、"最初に花を愛した人々"とも言われています。イラクで発見された埋葬遺跡の中に、おびただしい花粉があったことによります。同じ場所からは、右手と左目に障害のある男性の骨も発見されました。推定年齢は40歳で、当時としてはかなりの高齢です。体の不自由な人が過酷な自然環境の中で、高齢期を迎えるまで生き延びるということは、本人の生命力が強かったとしても、周りの助けなしには考えにくいことです。情愛の深い人間関係があったからこそ、助け合いがあり、また死の床も花で満たすという行為がなされたのでしょう。

それらの花の中に、今でもハーブとして親しまれているヤグルマギクもありました。そうした埋葬をはじめとする精神的な行為に花を用いたことから、やがてより儀式的な行為へ植物を利用することにつながっていくのだろうと想像できます。

ことに香りのある植物は、ヒトをはじめとして多くの生物を引きつけたことでしょう。生物にとって、匂いが生命の保持や繁殖と深く結びついていることは周知のとおりです。道具を使う人類は、肉の腐敗を遅らせるなどの実用的な使い方だけではなく、香りに神秘性を認め、精神的な使い方も見出していったものと考えられます。幻覚を起こすハーブなどがその最たるもので、呪術、占い、病気の治療などに用いられていったのでしょう。

B.C. 1万年頃から人々が定住する動きが見られるようになります。その頃か

ら植物の栽培も行われるようになったのです。食べかすに含まれていた種子の自然発芽から始まったと考えられます。現在も食べ継がれているソラマメやエンドウなどが、この頃の遺跡からは発見されています。当時どんなハーブが使われていたか特定するのは難しいのですが、聖書（最も古い植物の書ともいわれる）に記載された植物や、少し後の時代に使われていたことが判明しているものから、アザミ、フラックス、アロエ、ディル、クミン、シナモンなどの使用が窺えます。

四大文明とハーブ

　B.C.3000年ころから、西アジア、エジプト、バルカン半島では青銅器時代に入ります。メソポタミアでは最古の民族であるシュメール人が、楔型文字を使用しました。当時のクレイ・タブレット（粘土板）には、医師ルルの処方が残されています。

　やがてエジプトではナイル河畔に第一王朝が成立し、メソポタミアではチグリス、ユーフラテス流域にシュメールの初期王朝が成立します。このころになるとエジプトでも象形文字が使われるようになり、発掘された遺跡からもハーブについての情報が得られるようになります。エジプトのミイラ作りに多くのハーブやスパイスが使われたことや、ピラミッド造りの工人にオニオンやガーリックが配られたことは有名です。そのほか神殿の周辺には薬草園が作られ、当時のビールはフェンネルやサフランで香りを付けられ、位の高い者の衣服はウォード、マダー、ヘンナなどで染色されるなど、まさにハーブは生活に必須のものでありました。

　オリエント文明とも称されるメソポタミアとエジプトはハーブ発祥の地であり、ともに薬用の植物についての記録を残しています。近年サッカラでは外科医のものと見られる墓が発掘され、針やメスなどの医療器具が見つかっていることからも、当時の医療水準の高さを推し量ることができます。

　B.C.2350年ころになると、インドではインダス流域にインダス文明（ハラッパ文化）が興りました。ここではバラモンを信ずる人々が、供物として盛んに香料を用いたのです。長い時をかけて、やがてインド最古の古典『リグ・ヴェーダ』が集大成されるに至りますが、その一つ『アタルバ・ヴェーダ』には、治療用の薬草も多く記されています。

　中国ではB.C.2000年ごろ、黄河中流域に新石器文明（黄河文明）が興りました。神農が解毒に茶葉を用いたという伝説からも分かるように、中国でも薬用そ

の他、生活にさまざまな植物が用いられていたのです。ちなみに後の陸羽が著した『茶経』では、茶の発見をB.C. 2737年としています。

人が集まり暮らし、文明が築かれた地は、いずれも命の源である水の流れのある地でした。そして暮らしに役立つ植物は、どこの地でも必要とされたのです。

神話とハーブ

古代エジプト（日本では縄文時代の中・後期）では、信仰の中心は天空の太陽神でした。ギリシア神話、北欧の神話でも、そして日本でも、神々の多くは高みに住まわっています。人々はその神々と交信する手段として、香を焚いたとされています。煙は細く長く天へと上がっていくことから、人々の願いを運んでいくと考えられたのでしょう。このように香りは儀式を中心に象徴的に用いられるようになり、人間の精神世界とも深いかかわりを持つようになっていったのです。

神々にまつわる植物・ハーブの話などが神話として形成されてきたのも、こうしたことを背景にして、神々が地上の人間とのかかわりを持つという形の中で生まれてきたと考えられます。当然、神話の中には人間の営みが反映されているといえます。

"森の民"とも呼ばれ、ほぼヨーロッパ全域に広がって、ヨーロッパ文明の基礎となったケルト民族の神話は、他の神話同様植物が登場しますが、天地創造の話は伝わっていません。失われた部分が多いので、初めからなかったのかどうかは分かりませんが、基本的に文字を持たず、ドルイド（または吟遊詩人）による口承文化であったため不明のことが多いのです。

しかし、ケルトの神官ドルイドは王に匹敵する、ときには王を支配する力さえを持っていました。"オークの木の賢者"と呼ばれ、オークの杖を持ち、魔術を使い、予言を行いました。オークに宿った神聖なミスルトゥ（ヤドリギ）を採る儀式を取り行い、そのミスルトゥを呪術や薬として使いました。かのアーサー王（6世紀頃。日本では古墳後期から飛鳥の頃）の傍らにいた、魔術師マーリンにも通じるものがあるように思えます。

このように、神話や伝承の中にも人間とハーブの関わりを見て取ることができます。あらゆる神話や民話にハーブが重要な鍵を占めることから、そのかかわりがいかに深かったかが窺えます。

毒とハーブ

　毒薬の調合は、大変古くから行われていました。クレオパトラが自らをコブラに噛ませて命を絶った（B.C. 30年。日本では弥生時代に入った頃）話は有名ですが、それよりも古くシュメール人が粘土板に薬草のリストを残していることや、シュメールの神話にグラという毒（治療または医療とも）の女神が存在することからも、毒の使用が推察できます。

　さらに古い先史時代の遺跡（フランス）からは、細かい切り込みの施された矢じりが発見され、1万年以前にも狩りに毒が使用されていたことが判明しました。こうした毒は、動物（蛇・サソリ・クモ）や植物から得たものでした。

　毒を操った王として名を残している一人に、B.C. 2世紀にトルコにあったポントス王国のミトリダテス王がいます。暗殺が横行していた当時、13歳にして既に解毒薬を携えていたともいわれ、20歳で王位に就くまでの間、城の暗殺者から逃れて放浪しながら動植物について学びました。そして毒と解毒薬の知識を深くした彼は、血清療法を考案したということです。

　ミトリダテス王は、日ごろから薄い毒とともに自ら開発した解毒薬・ミトリダクチンを飲んでいたといいます。そのため、最後を迎えたときには服毒しても死ねずに、側近にとどめを刺させたと伝えられているのです。後にローマ皇帝ネロの侍医アンドロマコス（1世紀頃）が調合したというテリアカは、大部分がミトリダテス王の処方によるものといわれています。この薬は17世紀にいたるまで珍重され、中国を経て伝わった日本では、昭和初期まで底野迦という膏薬として用いられていました。

　これら毒薬に用いられたものには、現代でも使用には制限のあるアコニット、ワームウッド、ヒヨス、イヌサフランなどが含まれていました。歴史の舞台では、この後も毒による暗殺は世界の各地で繰り広げられたのです。

🌿 不老不死とハーブ

　古来、不老不死というのは人間の共通の願いであったのでしょう。不老不死の妙薬が求められた話は、古今東西の史話の中にも見ることができます。また、若さの保持への執念のような思いも逸話の中に残されているのです。

　個の生命、固体の死というのは、地球、あるいは宇宙という悠久の生命の新陳代謝というふうにも考えられるかもしれません。ちょうど私たちの体の中で、私たちが意識しなくても一つひとつの細胞が一定の周期で入れ替わっているように。それが私たちを生かしているわけですが、私たちはそれら細胞の死に痛みを感じることは、まずありません。

　命は地球より重いともいわれますが、それは個よりも大きな生命を動かしている所以であるようにも思われてなりません。

　ともあれ、永遠の命を願って、幾たびとなく妙薬は求められたのです。秦の始皇帝（B.C. 2世紀　日本では北九州に弥生文化が興った頃）が徐福に不老長生の薬を求めさせたことは、有名な話として伝えられています。中国では『神農本草経』などによると、キクやショウブが不老延年として尊ばれました。ハーブでは、セージやレモンバームが長寿と結びつけて考えられた歴史を持っています。

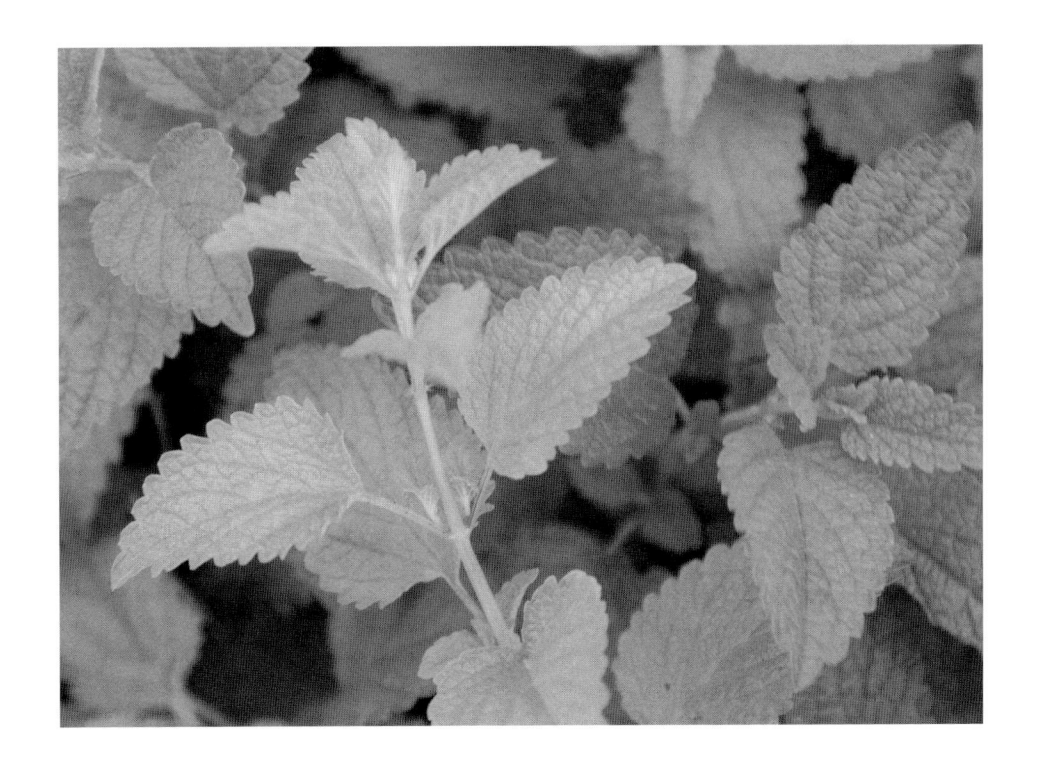

また、世界の各地で死後の永遠の命を願い、信じて施された儀式に多くのハーブやスパイスが用いられたことも、その延長線上で捉えることができるでしょう。

アラビアとハーブ

ヨーロッパの暗黒時代にあたる頃、アラビアでは科学が発達し、ヨーロッパで失われていった本草書の多くがギリシア語からアラビア語に訳され、集大成されていました。

メソポタミア文明の影響をいち早く受け入れたアラビアは、古くから乳香、没薬などを産し、多くの香木が繁茂したと伝えられます。B.C.15世紀ごろ（日本では縄文後期）、エジプトのハトシェプスト女王（B.C.1503—1482在位）が、"乳香の国へ"と言って送り出した大船団の目的地プントの国は、アラビアの南部海岸（またはソマリアの辺りとも）にあったとされます。

博学多彩なソロモン王（B.C.965—932在位）を訪ねたというシバの女王（B.C.950頃）の国も、南アラビア（現在のイエメンの辺り）にB.C.10世紀から2世紀頃にかけて栄えていました。香料・香木を中心に東西交易の要所であったのです。

6世紀後半（日本では飛鳥時代）、メッカに生まれたムハンマドは、あるとき神の言葉を預かる預言者となります。ここにイスラームの世界が展開することとなり、やがて巨大帝国が築かれていくのです。

8世紀頃（日本では奈良時代）バフラビー語からアラビア語に訳された『アラビアン・ナイト』には、多くのハーブやスパイスが登場します。このことからも、アラビアの香料植物の豊かさが伝わってくるのです。

10世紀頃（日本では平安時代）に開発されたとされる精油蒸留の技術は、当時アラブ医学の第一人者の1人であったアヴィセンナによるといわれます。簡単な蒸留法は、ローマ時代にもあったことが発掘により分かっていますが、後にシェイクスピア（16世紀・日本では室町、安土桃山時代）によりアラビア水と呼ばれた香水も、10世紀の蒸留法の発明以来とされています。

ヘゲモニー国家とスパイス

ヘゲモニー（覇権）国家というのは、世界中に影響を及ぼす力を持っている国家のことをいいます。歴史を振り返ると、17世紀半ば（日本では江戸前期）の独立直後のオランダ、19世紀半ば（日本では江戸末から明治初期）のパクスブリタニカを確立したイギリス、そして第2次世界大戦後からベトナム戦争前までのアメリカが、これにあたるとされています。

大航海時代の後半、16世紀初め（日本では室町後期）からポルトガル、スペイン、オランダ、イギリスの間でスパイス諸島をめぐる争奪戦が起こり、やがてオランダがジャワ、モルッカ、セイロンを植民地化していきました。そして17世紀半ばのオランダは高い工業生産を誇り、商業で優位に立ち、世界の金融市場となったのでした。

19世紀半ばのイギリスは、世界の工場といわれたように、圧倒的な工業生産力を誇っていました。この時期はヴィクトリア女王（1819—1901）が即位し（1837）、ハーブにとっても多彩な時期となったのです。イギリス人に欠くことのできない、そしてハーブとも縁の深い紅茶も、アヘン戦争のきっかけとなるなど、国を動かすほどのものとなっていったのでした。

第2次世界大戦が終結したのは1945年です。その後アメリカは資本主義世界の中心となりました。やがて1960年代のベトナム戦争を通して、いわゆるヒッピーを中心に自然回帰の運動が起こったのです。そのような中でハーブも見直され、再び暮らしの中で役割を担うようになってきたのです。

こうしてみると、面白いことにヘゲモニー国家が出現する歴史の節目には、ハーブやスパイスが人間の動きに絡んでいることに気づかされるのです。

まとめ

　歴史の中から、ハーブと人間の関わりのほんの幾つかをスポットとして取り上げて、紹介してみました。

　ハーブと歴史の切り口は、いろいろあります。植物や医療でも、化粧、食物、リースやポマンダーなどのクラフト、染色……、取っ掛かりは何にしても扉を開ければ壮大な歴史の世界が広がります。過去を振り返ることで、新しい展開が生じることは多々あります。切り捨ててきたことの大切さに気がついたり、忘れられていた利点が再び注目されたりするのです。目の前にあるものだけを見るのではなく、その背景にあるものを一緒に捉えていってこそ、本当の姿が見えてくるのです。

　オリエントを発祥の地とするハーブは、歴史の変遷とともにその舞台を広げてきました。東西の交流や、ヨーロッパ全土への波及、新大陸へ、南アメリカ、アフリカ南部、オセアニアへと広がりながら、同時にそれぞれの土地の、ネイティヴの植物を新しい仲間として増やしてきたのです。世界にはまだ十分知られていない地域も多くあり、未知の植物が発見される可能性が期待されています。

　近代科学の発展とともに、ハーブの成分の同定や単離が進んできました。近年、再びホリスティックという視点に立ち戻る動きが見られ、総体としてのハーブの効果も研究されています。

　ハーブにまつわる歴史は、歴史書ばかりにあるのではなく、さりげなく描写された日常の中に、各時代のハーブの情報がちりばめられていることがよくあります。感性を研ぎ澄ませ、たくさんのアプローチの中から、自分の楽しめる道を見つけて欲しいものです。

用語解説

暗黒時代……道徳や文化が衰えたヨーロッパの知的暗黒時代を指す言葉。西ローマ帝国の滅亡（476年）から1137年ころ（ヨーロッパ中世前期）までを言う。ルネッサンスまでを指すこともある

ウィーン条約……1985年に、オゾン層の破壊を未然に防止するためにウイーンで締結された、オゾン層保護のための条約のこと

オゾンホール……南極大陸上空のオゾン層の濃度が異常に低くなる現象。80年代になって極小値が年々低下しているのが認められた。1987年のモントリオール議定書ではオゾン層を破壊する恐れのある物質が特定され、フロンの規制が議決された

温室効果（ガス）……可視光線は透過するが、赤外線を吸収する物質が存在することによって気温が上昇する現象で、その原因となるガスは二酸化炭素、メタン、一酸化二窒素、特定フロンなど

シュメール……B.C.4000年頃にメソポタミア南部に侵入した民族、またはその支配した地域のことも指す。スメルとも言う

ホリスティック……全体的な様、全体的にみること
　　　　　　　　　ex. ホリスティック医学＝全体観的医学

1 級

第2章　ハーブ・ベーシック・アナザー10

ここで取り上げている成分・適応・茶剤について①→成分…成分の例を記載（ハーブに含まれる精油の組成は、産地や収穫の時期によって著しく変動します）　②適応…科学的および経験的に主に西欧で治療に取り入れられている主なもの、さらに民間薬として認知されている主なものを記載。それ以外の効用については、利用法の項に記載　③茶剤…適応に対応する用法を記載（形状は細断。湯は1C150cc。浸出時間の記載のないものは10分）。嗜好的なティーについては、第3章を参照のこと　④茶剤は遮光・除湿保存する　⑤メジャーはC=カップ、T=大さじ、t=小さじ

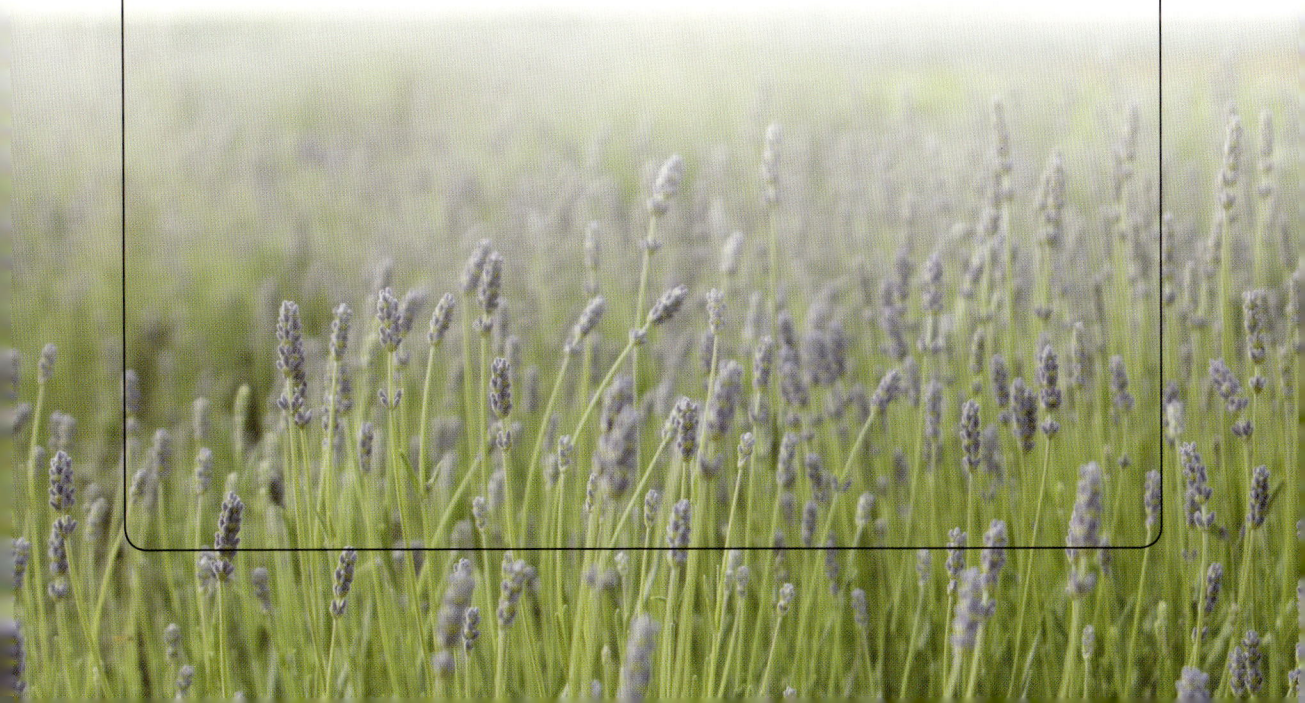

ローズヒップス
Rose hipps

学名：*Rosa canina* L.
科名：バラ科
和名：イヌノイバラの実
別名：ドッグローズの実
　　　ドッグブライアーの実

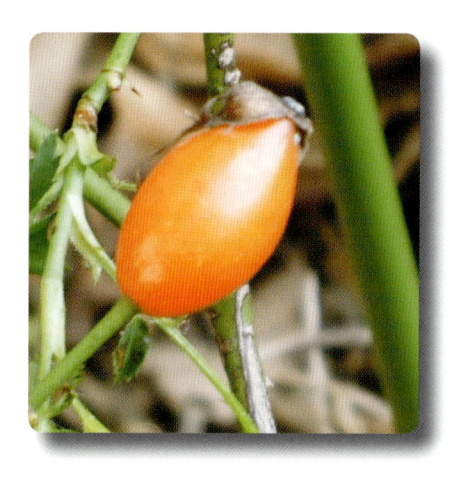

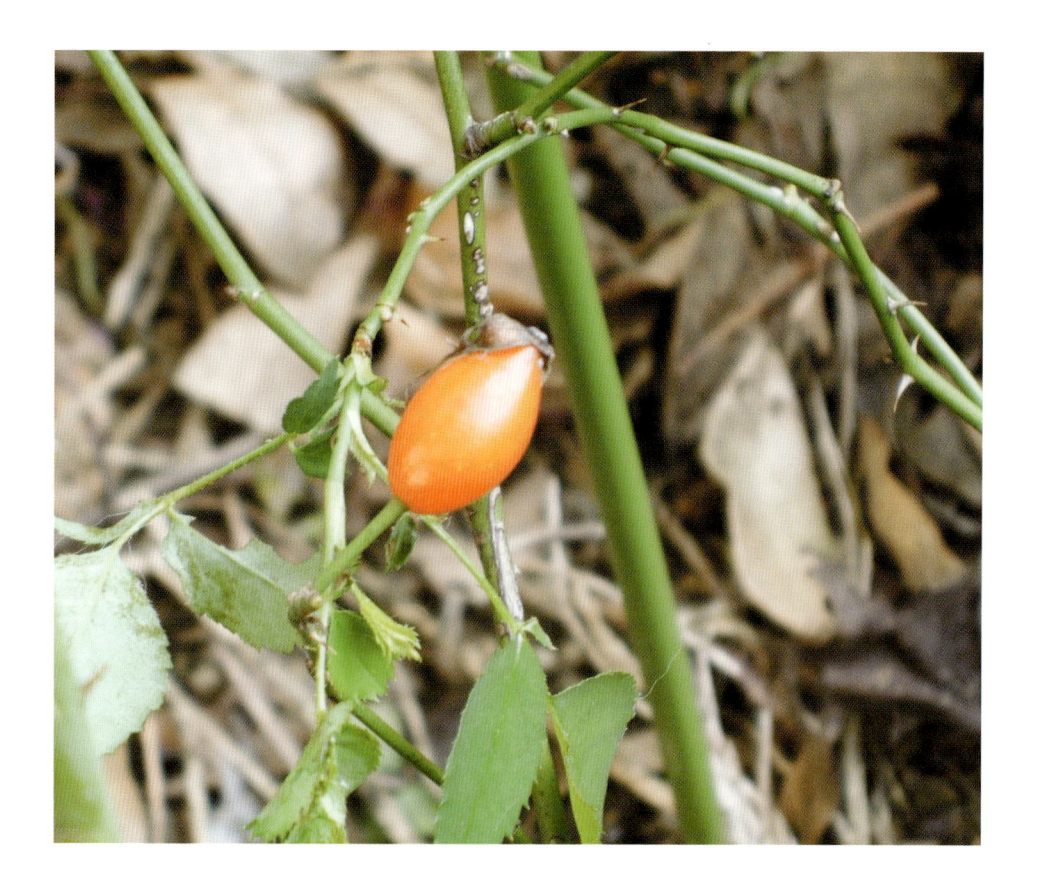

使用部位 ● 乾燥した果実

用　途 ● ティー、ジャムなど。またワイン、ヴィネガー、砂糖漬け

利　用 ● 葉のティーも強壮、瀉下、利尿、収れん効果があります。ローゼルと同重量比でブレンドしたティーは美味、浸出時間はやや長めの5分程。また、シロップは、咳止めに加えたり、酸味料にしたり、特に幼児の栄養補助剤にします。種子を抜いてピューレにすると、ビタミンCの補給源、強壮、無気力状態に有効です。スィートブライアー（R.eglanteria）の果実も、同様に利用できます。両者とも生垣としても植栽されています。浜茄子（R.rugosa）の実はビタミンB、C、K、E、ニコチン酸アミド、有機酸、タンニン、ペクチンなどを含有します

原産地 ● ヨーロッパ、中近東、北アフリカ

植　物 ● 高さ5mまでになる潅木。棘のある枝が垂れ下がり、葉は羽状。花は径約5cm。5弁で明るいバラ色から白色。1.5cm程度の多肉質で真紅色の偽果をつけます

栽培法 ● 繁殖は播種または挿し木で

歴　史 ● ヨーロッパのいたるところに見られ、柑橘類が知られるまではビタミンCの供給源としてジャムやタルトとして利用されました

エピソード ● dogの名は、根に狂犬の噛み傷を治す力があると想定されたためといわれます

茶　剤 ● 1C 約2/3 t（≒ 2〜2.5g）10〜15分

適　応 ● ビタミンC欠乏。民間療法で、緩やかな瀉下および利尿作用を利用。風邪、インフルエンザ、壊血病に

成　分 ● L-アスコルビン酸、ペクチン、タンニン、糖、果実酸、カロテノイド類、ごくわずかなフラボノイド、アントシアニン、ビタミンB群、E

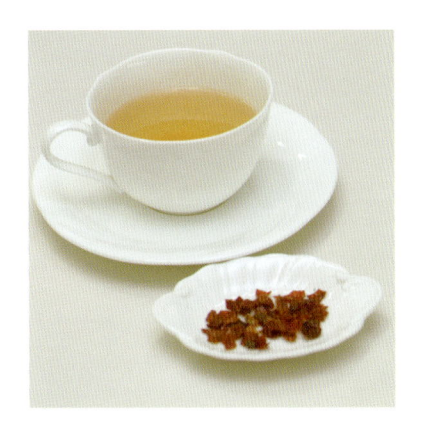

ローズ
Rose

学名：*Rosa gallica*（*Rosa spp.*）
科名：バラ科
和名：バラ
別名：アポテカリーズ・ローズ

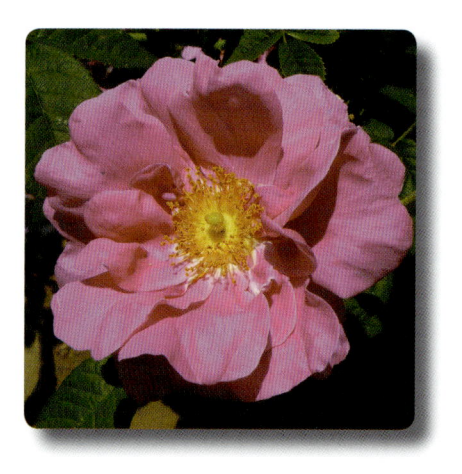

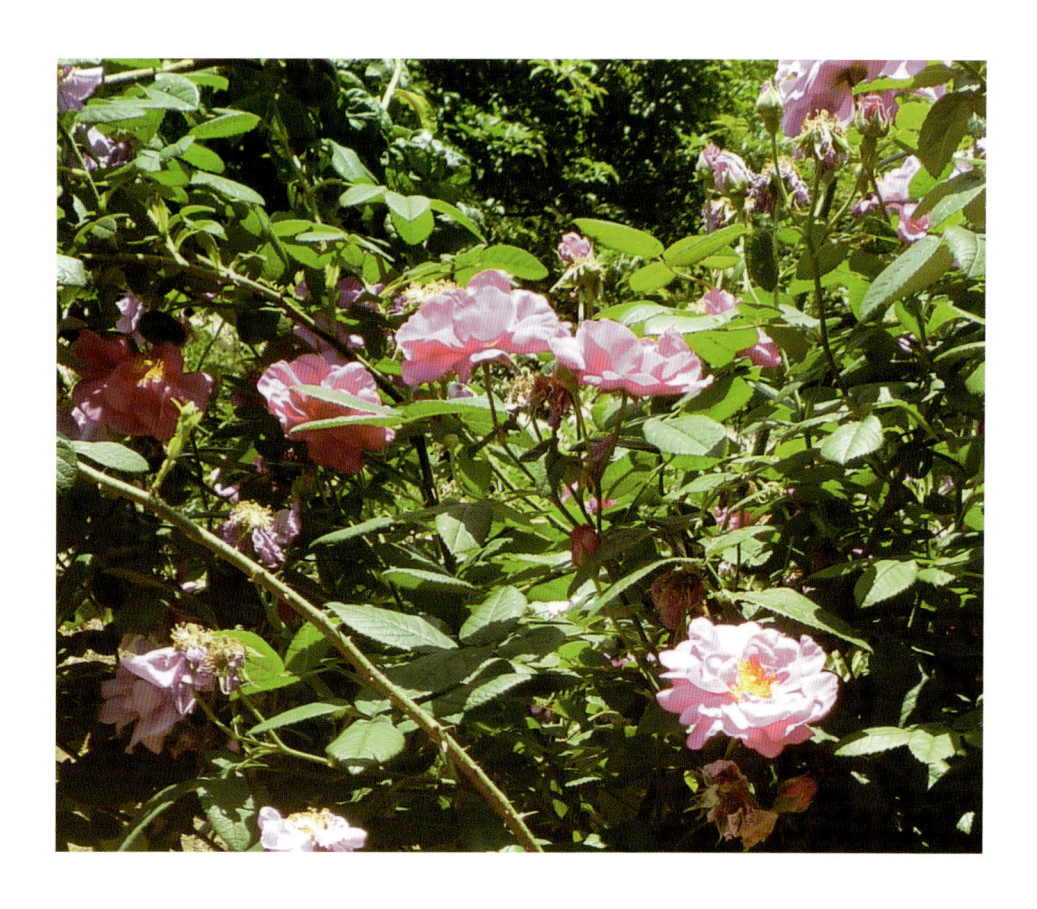

使用部位 ● 乾燥した花弁

用　途 ● ティー、化粧料、浴用、調理、クラフト・ポプリなど

利　用 ● 花弁の付け根の白い部分に苦味があるので、サラダなどで気になる場合ははずして使います。嗜好品のティーとして飲む場合、好みにより量を多くして浸出時間を短くすると、風味を損なわずに苦味を少なくできます。ローズ・ティーは神経に働きかけ、メランコリーを払います。ホルモン分泌を調整することから、月経障害や更年期障害に対する効果も期待できます。浴用や化粧水として美肌効果があります

原産地 ● ペルシャ

植　物 ● 高さ2m位の落葉低木。茎には棘があり、葉は奇数羽状複葉で小葉は5～7枚。ハーブとして使うバラには、ほかに小アジア原産とされるダマスクローズ（*R.damascena*）やキャベッジローズ（*R.centifolia*）などがあります

栽培法 ● 日当たりがよい場所で、水はけのよい粘土質の土を好みます。繁殖は播種または秋に挿し木で

歴　史 ● 古くから薬用とされていた*gallica*は、別名のapothecary'sが"薬屋の"を意味するとおり、1930年代までイギリスの薬局方に収れん剤として収録されていました。ダマスクローズは、十字軍がヨーロッパにもたらしたもので、いずれも中世には薬用として栽培されていました

エピソード ● *rosa*はギリシア語で赤を意味するRodonに由来するとされ、クレオパトラやローマ皇帝ネロが愛用したと伝えられます。15世紀イングランドに起こったバラ戦争の名は、ランカスター家の紋章赤バラ（ガリカ）とヨーク家の白バラ（アルバ）に由来します

適　応 ● 収れん・強壮性があり、風邪、気管支の炎症、下痢、消化機能の低下に。喉の痛みにはうがい。ホルモン分泌調整

成　分 ● シトロネロール、ゲラニオール、ファルネソール、ネロール、オイゲノールなどの精油成分。フラボン、タンニンなど

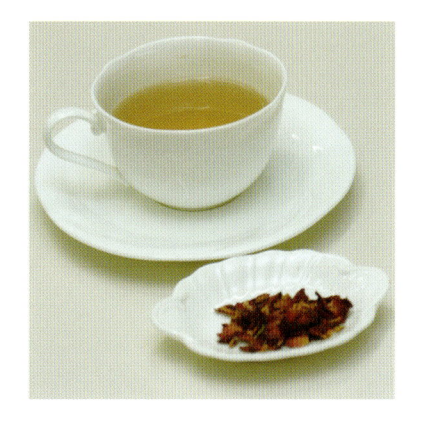

ローズマリー
Rosemary

学名：*Rosmarinus officinalis* L.
科名：シソ科
和名：マンネンロウ

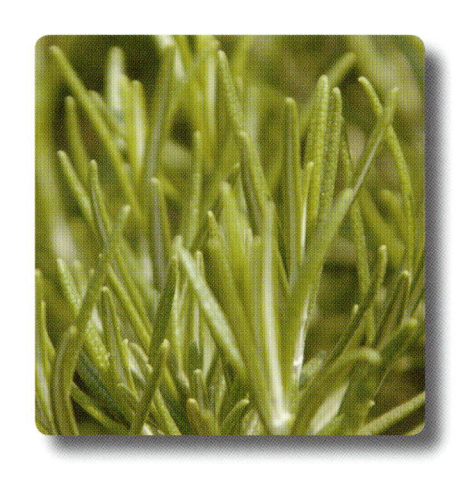

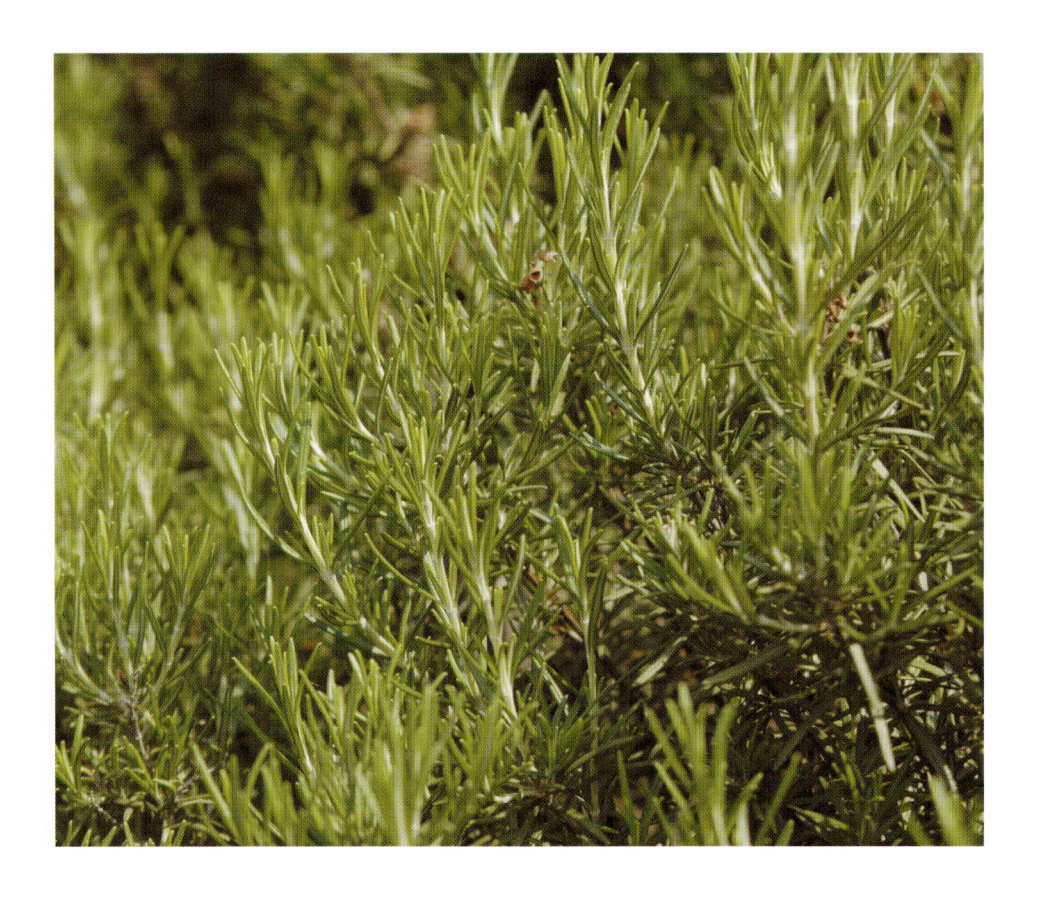

使用部位 ● 生または乾燥した葉

用　途 ● ティー、浴用、化粧料、リンス、調理、肉や脂肪の保存剤、抗酸化剤、ポプリ、香料など

利　用 ● 精油の服用は胃腸炎や腎炎を起こす危険性があります（日本では精油の内服は認められていません）。葉の使用では問題ないとされますが、精油成分を含むため妊娠期間中は服用しないこと。
頭痛に効果を有し、治りの悪い湿疹には浸剤を湿布。リューマチ、関節炎、神経痛などにはオイル・軟膏を擦り込みます。浴用にして血行促進、化粧料として若返り（収れん）、リネン類の防虫・芳香に、室内の空気浄化などに用います。漢薬では迷迭香(めいてっこう)といい、頭痛に用いられます

原産地 ● 地中海地域

植　物 ● 高さ1～2m程度の常緑低木。葉は無柄で、細長い線状。裏側に白い綿毛が密生。花は唇形で腋生します。樟脳様の刺激の強い芳香。味はやや渋苦くピリッとします

栽培法 ● 水はけと風通しのよい所を好みます。種子の生長は遅いので繁殖は挿し木で行うとよい。挿し木は、栽培変種の品種や花の色がわかる点でも利点があります

歴　史 ● すでに1世紀、ディオスコリデスによる薬物誌記録が残されています

エピソード ● 学名の *Rosmarinus* は海のしずくを意味し、"聖母マリアのバラ"ともいわれます。友情、記憶、誠実のシンボルで、慶弔ともに用いられてきました。古代ギリシアでは、受験のときにこの花冠をかぶったとされ、ハンガリーウォーターの主材料であるなど逸話の多いハーブです

茶　剤 ● 1回約1t（≒2g）15分、1日量は生薬で5g程度

適　応 ● 消化不良、リウマチ性疾患の治療補助。鼓腸、膨満感のあるときの健胃剤。食欲促進、胃液分泌刺激に

成　分 ● 1.8シネオール、カンファー、α-ピネン、リモネンなどを含む精油、ロスマリン酸、カルソノール、ロスマノールなどのジテルペン、トリテルペン類、フラボノイド類

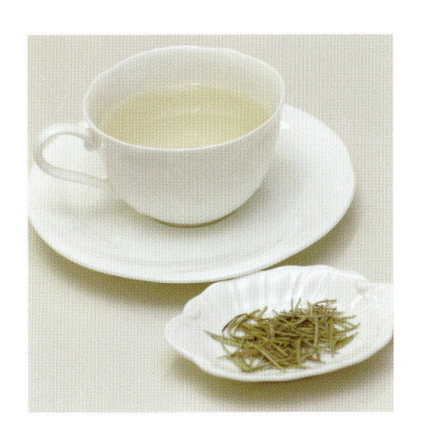

セージ
Sage

学名：*Salvia officinalis* L.
科名：シソ科
和名：ヤクヨウサルビア

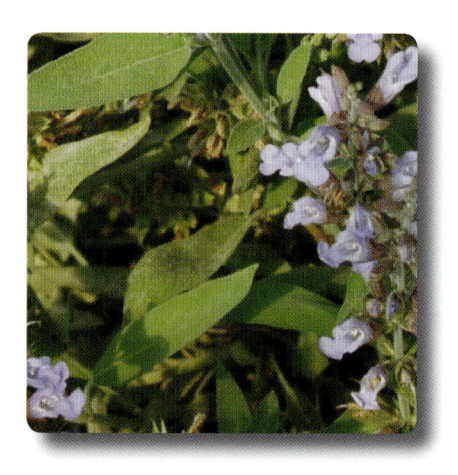

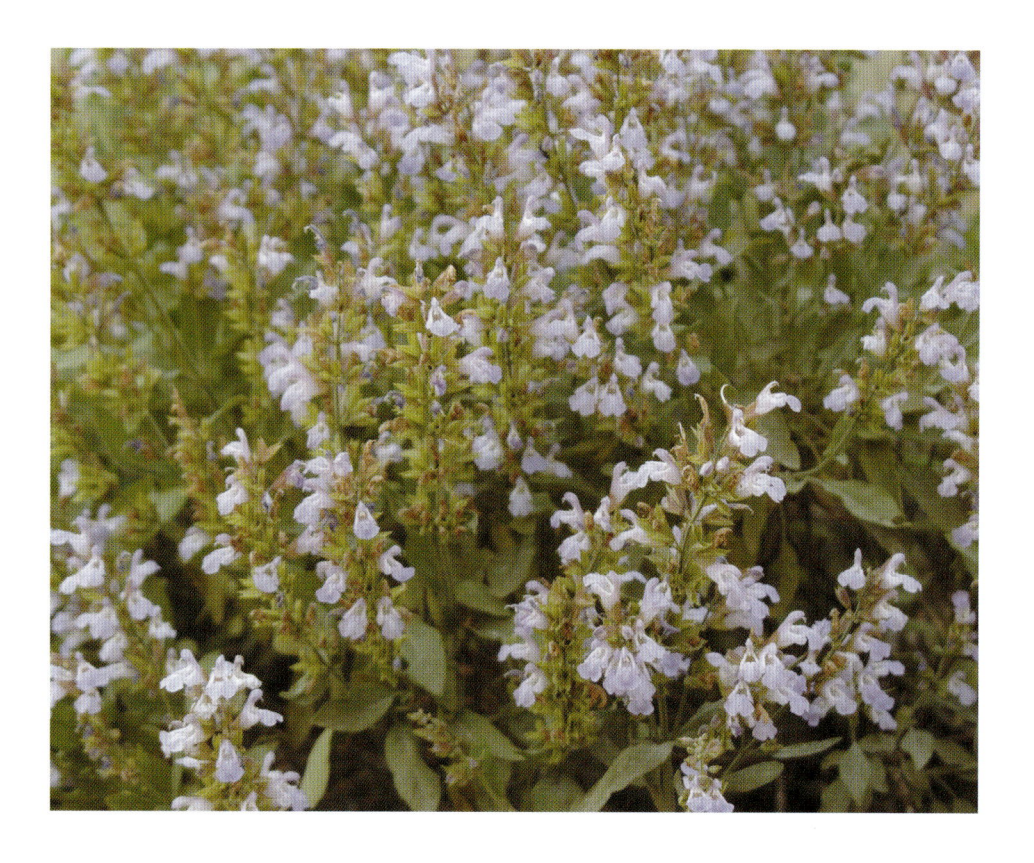

使用部位 ● 生または乾燥した葉

用　途 ● ティー、浴用、化粧料、石けん、リンス、調理、肉や脂肪の保存剤、抗酸化剤、ポプリ、香料など

利　用 ● 過剰使用（15g/回以上）や長期使用の場合に、精油の毒性成分（ツヨン）により頻脈、発熱感、痙攣、めまい感のような症状を引き起こすことがあります。妊娠中は精油やアルコールエキスを服用しないこと。
ティーは神経の緊張、疲労を緩和します。葉は、殺菌性があり歯茎を強くするといわれて歯磨きにも使われます。リンスとして、髪につやを与えます

原産地 ● 地中海地域

植　物 ● 多年生で、高さ70cm位。茎の基底部が木質化して半潅木になります。裏に綿毛が密生した厚みのある楕円形の葉は灰緑色で、特徴的な強い香があり、花は青紫色で穂状花序に輪生します

栽培法 ● 繁殖は初夏に挿し木で。木質化してしまった部分は根元に土をかけ、発根したら切り離して植え替えます

歴　史 ● Salvia salvatrix：救世主のセージとして、古代ローマ時代から長寿薬の評判がありました。ヨーロッパで広くティーとして飲まれていたのが、17世紀には中国で人気を得、オランダとの貿易では3倍分の紅茶と取引されました

エピソード ● 14世紀サレルノ医学校での言葉に"セージを庭に植えている人が死ぬことはあるまい"とあり、"長生きしたければ5月にセージを食べなさい"という諺も残されています

茶　剤 ● うがい用には1C約2t（≒3g）。寝汗には同様のものを冷まして服用。胃腸の不調には1t（≒1.5g）を5分

適　応 ● 多量の発汗の抑制に。消化不良、鼓腸、腸粘膜の炎症、下痢には茶剤。口腔、咽頭の炎症、歯肉炎、口内炎などの抗炎症剤としてうがい。
民間療法では、乳汁分泌抑制作用により離乳を容易にするために用います。その他、軽い血糖降下作用、月経促進作用など

成　分 ● ツヨン、シネオールなどを含む精油。タンニン、苦味物質、フラボノイド類、トリテルペン類

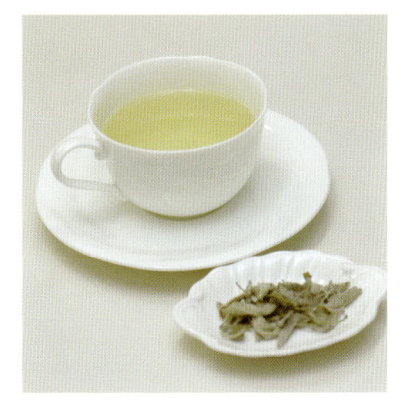

タイム
Thyme

学名：*Thymus vulgaris* L.
科名：シソ科
和名：タチジャコウソウ
別名：コモンタイム

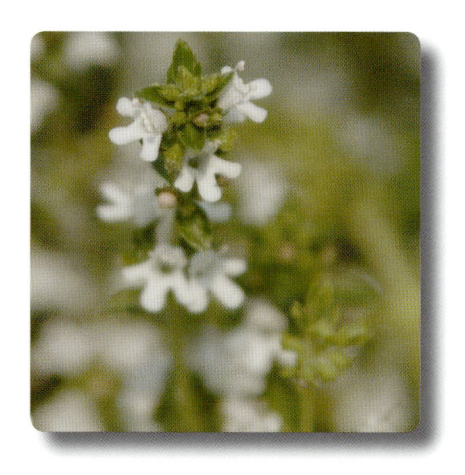

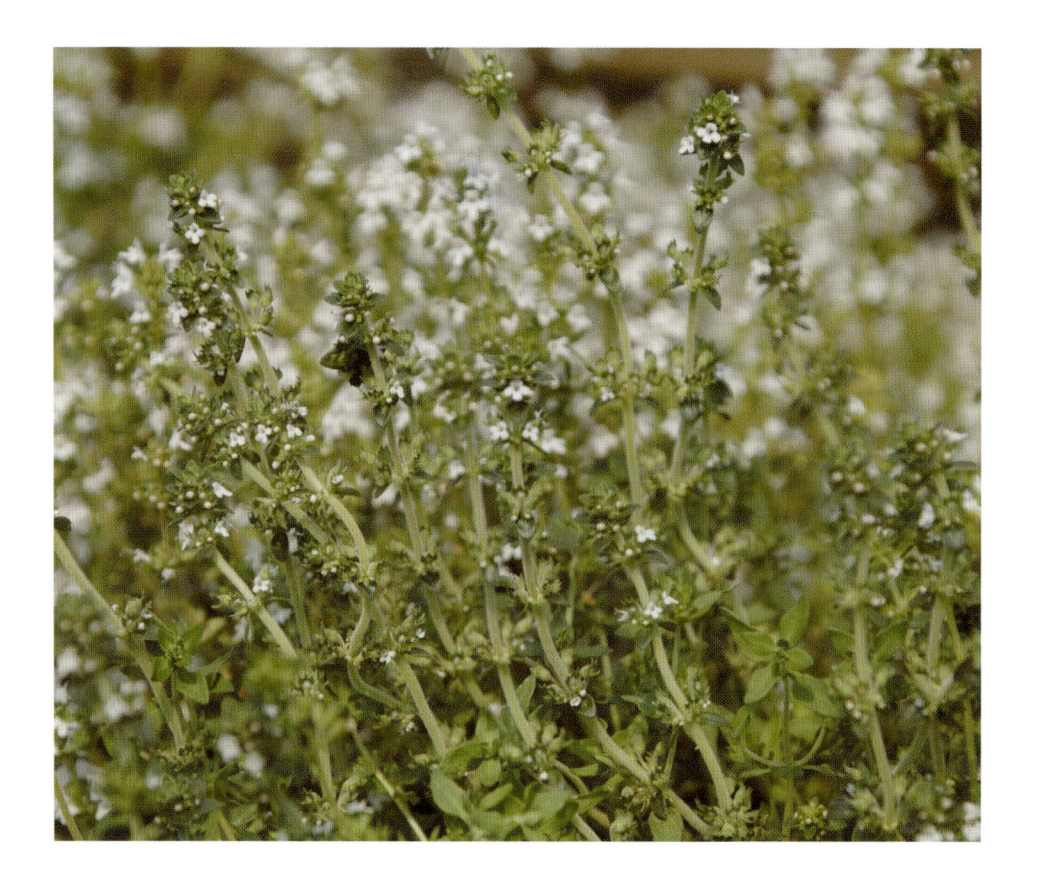

使用部位 ● 乾燥した葉・花のついた地上部

用　途 ● ティー、浴用、化粧料、調理、肉や脂肪の保存剤、抗酸化剤、ポプリなど

利　用 ● 全草は通常無害ですが、チモールを服用すると腹痛や一時的な虚脱が起こることがあります。大腸炎、心不全、妊娠中のチモールの服用はしないこと。
ブーケガルニに用いられ、伝統的なフランス料理に欠かせません。ゆっくり火を通す方が、香りが保たれます。化粧料として皮膚を活性化し、フケ防止用のリンス、歯磨きにも利用できます

原産地 ● 地中海西部・イタリア南部

植　物 ● 高さ20cm位の小潅木。葉は対生。楕円形で裏に毛が密生し、花は淡紫色で穂状花序あるいは頭状花序に輪生します。味は芳香性があり、ややピリッとします

栽培法 ● 細かい種子は箱蒔きします。播種では形質の変わったものが出やすいのがネックです。繁殖は春〜初夏または秋に挿し木、株分けで

歴　史 ● 古代ローマでは、すでに調理の風味付けに使われていました。ヨーロッパにはローマ人がもたらしたという説もありますが、定かではありません

エピソード ● ギリシア語でthumus:勇気に由来するとして、"タイムの香りがする"という言葉が中世は騎士への賛美の表現でした。また、シェークスピアの"夏の夜の夢"には、タイターニアのしとねとしてタイムが描かれています

茶　剤 ● 1回1C 約1t強(≒1.5g)を必要に応じ1日数回

適　応 ● 去痰薬、気管支鎮痙薬として気管支炎、百日咳の症状、上部気道のカタルに。外用としては抗菌剤、防臭剤として口内炎、咽喉炎のうがいに。その他、健胃剤や駆風剤、利尿剤、尿殺菌剤など

成　分 ● チモール、カルバクロール、p-シメン、カンフェンなどを含む精油、タンニン類、フラボノイド類、トリテルペン類など

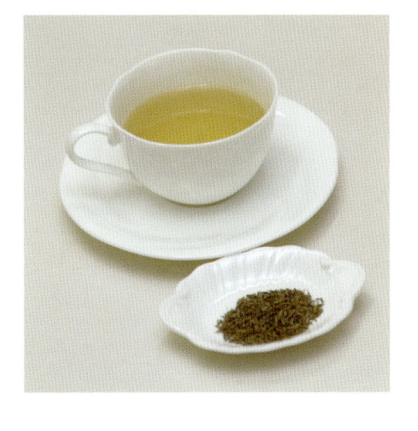

バジル
Basile

学名：*Ocimum basilicum* L.
科名：シソ科
和名：メボウキソウ（目箒草）
別名：スィート・バジル

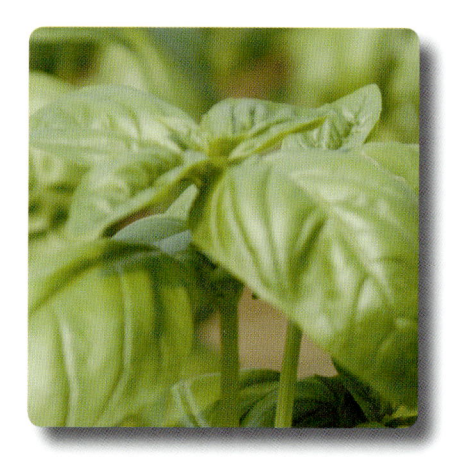

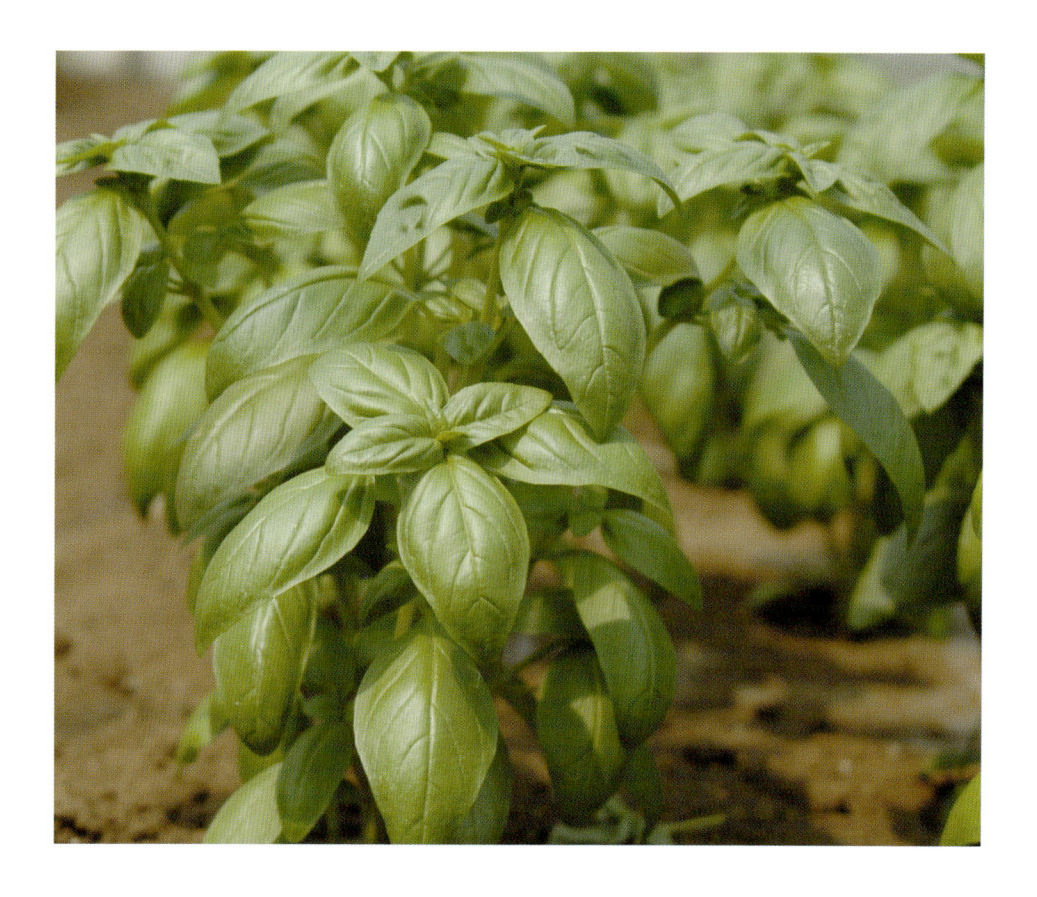

使用部位 ● 生または乾燥した葉

用　途 ● ティー、酒、酢、調理など

利　用 ● 生の葉と花穂をマツの実とともにペーストにしたピストゥは有名。生のティーも美味（花穂を摘みながら使うと、バジルのライフサイクルを長くできます）。種子はココナッツミルクなどとデザートに。漢薬では羅勒（らろく）といい芳香性健胃薬、食欲不振、頭痛、下痢、虫刺され、掻痒（そうよう）などに応用。喉の痛みには煎液でうがいをします。バジルの仲間にはチリ産のブッシュバジル、インド産のホーリーバジルなどもあり、また紫の葉のダークオパールやシナモンの香りの品種などもあります

原産地 ● アジア南部

植　物 ● 草丈20～50cmの一年生草本。卵形で先の尖った葉が対生し、花は黄白色、葉腋に総状花序で通常6個輪生します

栽培法 ● 発芽温度は25℃程度と高めなので、遅蒔きにするか暖かいところで。適当な湿度のある排水性のよい土を用い、日当たりと風通しのよい場所で育てます。花期に採取します

歴　史 ● 16世紀に東洋からヨーロッパに導入され、日本には江戸時代に伝わりました

エピソード ● 名前は、王者のハーブをさすギリシア語の basilikon photon の略語に由来。和名のメボウキは、水に浸してゼリー状になった種子で目のゴミを取ったことからつけられました

茶　剤 ● 1～2t強（≒2～4g）を用い10～15分、飲むたびに調製した温かいものを1日2、3回、食間に1C服用

適　応 ● 膨満感や鼓腸に駆風剤として治療補助。民間療法として食欲不振の健胃剤、利尿剤、催乳剤。外用として、咽頭の炎症にうがい剤や収れん剤としてなど

成　分 ● リナロール、エストラゴール、オイゲノールなどを含む精油（季節により変動）フラボノイド類、タンニン類、コーヒー酸など

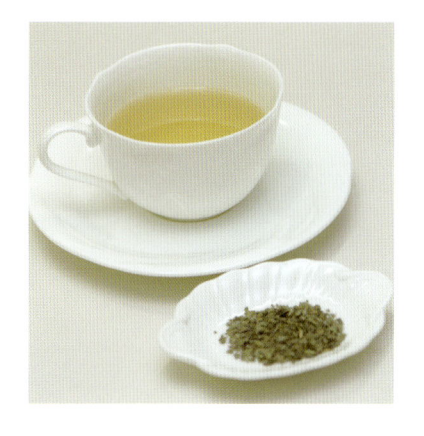

オレンジフラワー
Orange flowers

学名：*Citrus aurantium* L.
科名：ミカン科
和名：ダイダイ花
別名：オレンジ・ブロッサム
　　　トウカ（橙花）

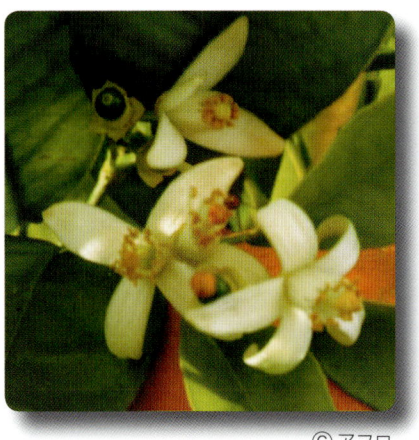

©アフロ

©アフロ

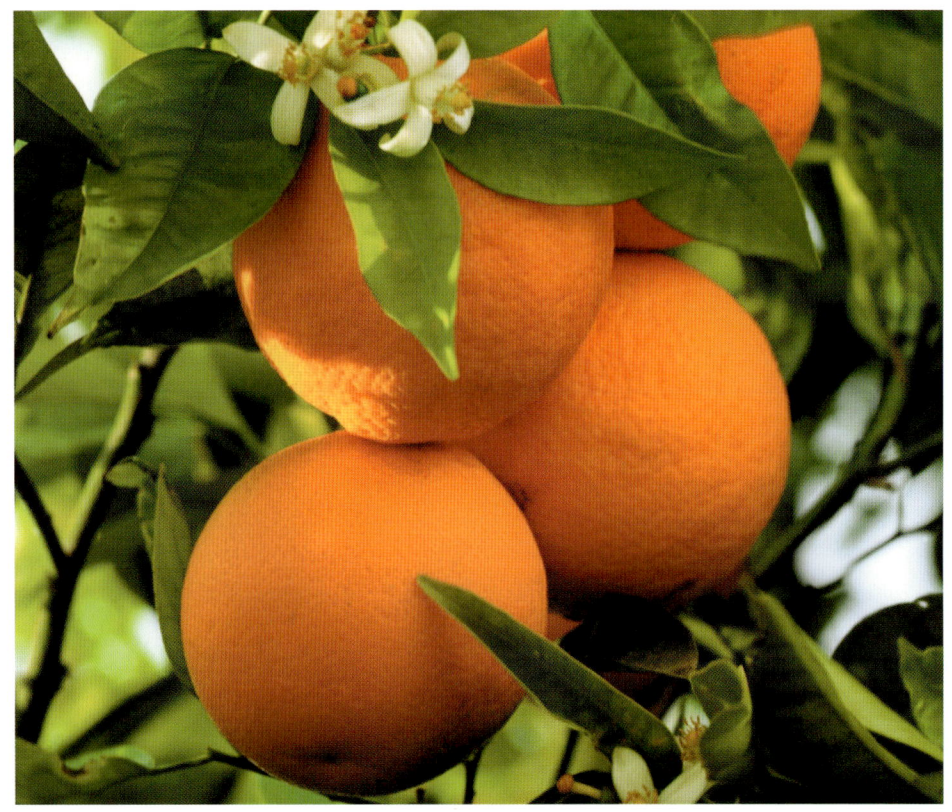

使用部位 ● 乾燥した開花前の花

用　途 ● ティー、化粧料、浴用など

利　用 ● 味はわずかに苦みがあり、他のハーブとブレンドしてティーとします。果皮はオレンジピール（橙皮）として食欲増進、消化不良、二日酔いなどに用いられます。果実は生食はしませんが、マーマレードにして食べられます。水蒸気蒸留により花からネロリオイル、葉と茎からプチグレンオイル。果皮からは圧搾法によりビターオレンジオイルが得られ、香料などに用いられています。インドではヒルの予防薬として、ワセリンにネロリオイルを入れて使うとか

原産地 ● アジア

植　物 ● 高さ約5mの常緑小高木。枝は棘が多く、葉は互生。レモンに比べはっきりとした翼が葉柄の上部にあります。芳香のある白い花は腋生し、黄褐色の斑点（油室）のある5ないし8枚の花弁があります。果実は径7～8cm、橙色で球形

栽培法 ● 播種は容易。広く商業栽培が行なわれています。スィート・オレンジの接木にも使われます

歴　史 ● 中国では、1世紀にベルガモット・オレンジとともに記録が残されています。ヨーロッパで栽培された最初のオレンジの品種と考えられ、12世紀頃から栽培されました（スィート・オレンジがポルトガル人により伝えられるのは15世紀後半）

エピソード ● 花からネロリオイルとオレンジフラワー・ウォーターを得ます。ネロリの名は、16世紀イタリアのネロラ公国妃がこの香りを用いたことに由来するとされます

茶　剤 ● 1C約1～2t（≒1～2g）を用い5分、毎晩1～2C

適　応 ● 民間療法で、緩和に作用する鎮静剤として神経衰弱や睡眠障害に

成　分 ● リナリル・エステート、α-ピネン、リモネン、リナロール、ネロール、ゲラニオールなどを含む精油、メチル・アンセラニレート、苦味物質、フラボノイド類

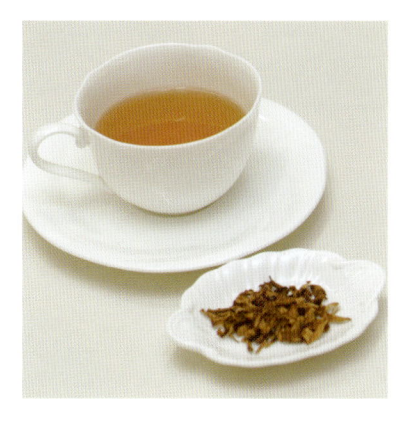

マロー
Mallow

学名：*Malva sylvestris* L.
科名：アオイ科
和名：ウスベニアオイ
別名：ブルー・マロー
　　　コモン・マロー

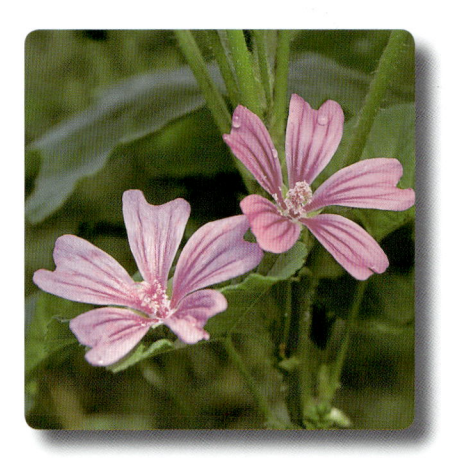

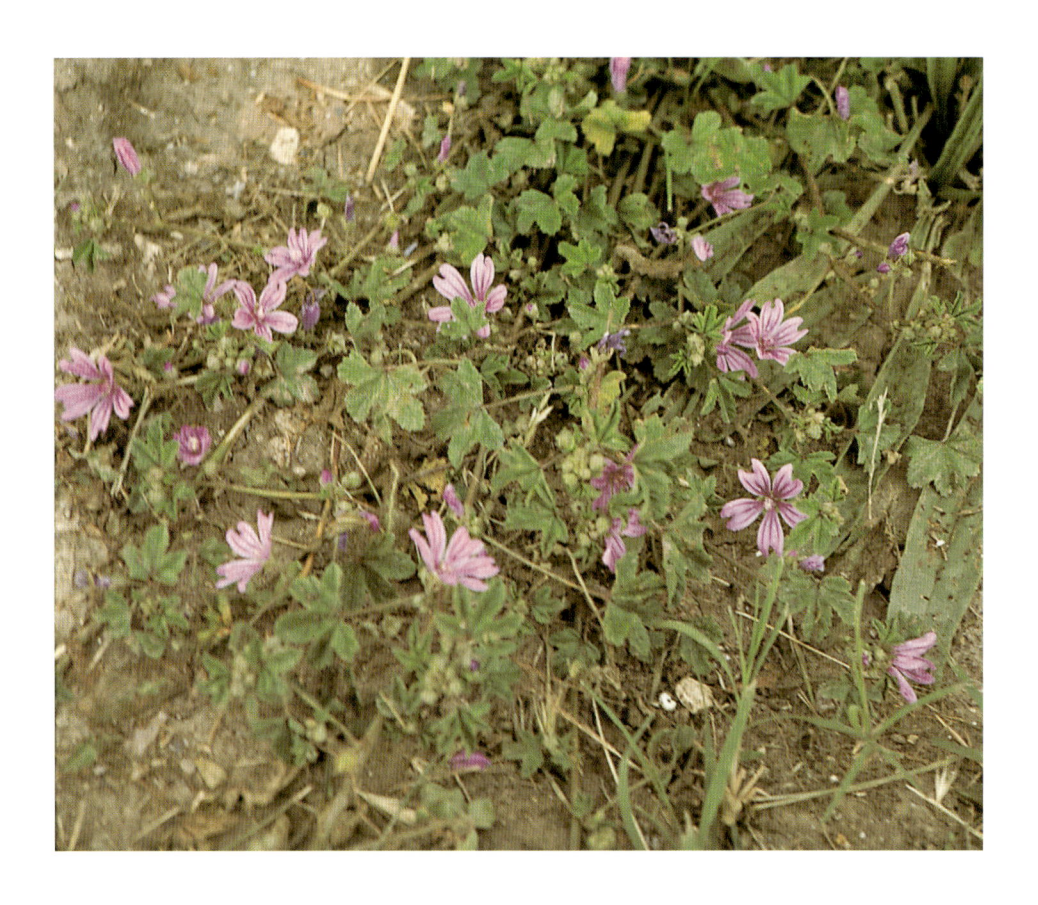

使用部位 ● 乾燥した花

用　途 ● ティー、化粧料、浴用など

利　用 ● 薬用としてはウスベニタチアオイ（マーシュマロー）の方が有効。化粧料として用いると、美白効果が期待できます。葉、根も抗炎症、緩下剤、咳・気管支に用います。濃いティーは、喉の炎症などにうがい剤として効果的。外用として、滲出性湿疹、腫物、膿瘍、虫刺されに。若葉と芽は生でサラダに、また野菜として調理します。未熟なサヤはその形からチーズと呼ばれ、サラダに添えられます

原産地 ● 南ヨーロッパ

植　物 ● 高さ1mに達する多年生草本。二年生になることもあります。互生する葉は、円形で浅裂。葉腋につく5弁の花は淡い紅色で紫の脈が走り、萼と副萼があります

栽培法 ● 春か秋のお彼岸過ぎに播種し、適度な湿り気のある土で栽培します

歴　史 ● ローマ時代から薬用、食用植物として栽培されていました。16世紀にはomnimorbiaという、万能薬を意味する名前がつけられたことがあります

エピソード ● *malva* はラテン語で柔らかいもの、柔らかくするの意。鮮やかな青色を呈するティーは"夜明けのティザーヌ"と呼ばれ、酸を加えるとピンクに変わることから"サプライズティー"の呼び名もあります

茶　剤 ● 1C 約3〜4t（≒1.5〜2g）

適　応 ● 風邪、咳、喘息、肺気腫、口腔と咽頭部のカタルや炎症に。胃腸炎には緩やかな収れん剤、用量を多くすると緩下剤になります。民間療法では膀胱疾患にも利用されます

成　分 ● 10%を超える粘液、少量のタンニン、アントシアニン類など

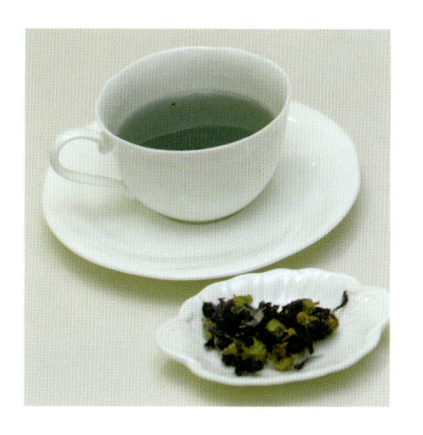

ダンディライオン
Dandelion

学名：*Taraxacum officinale* W̲ᴇʙ
科名：キク科
和名：セイヨウタンポポ

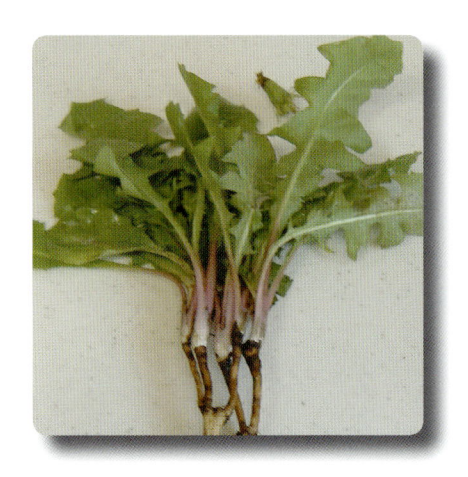

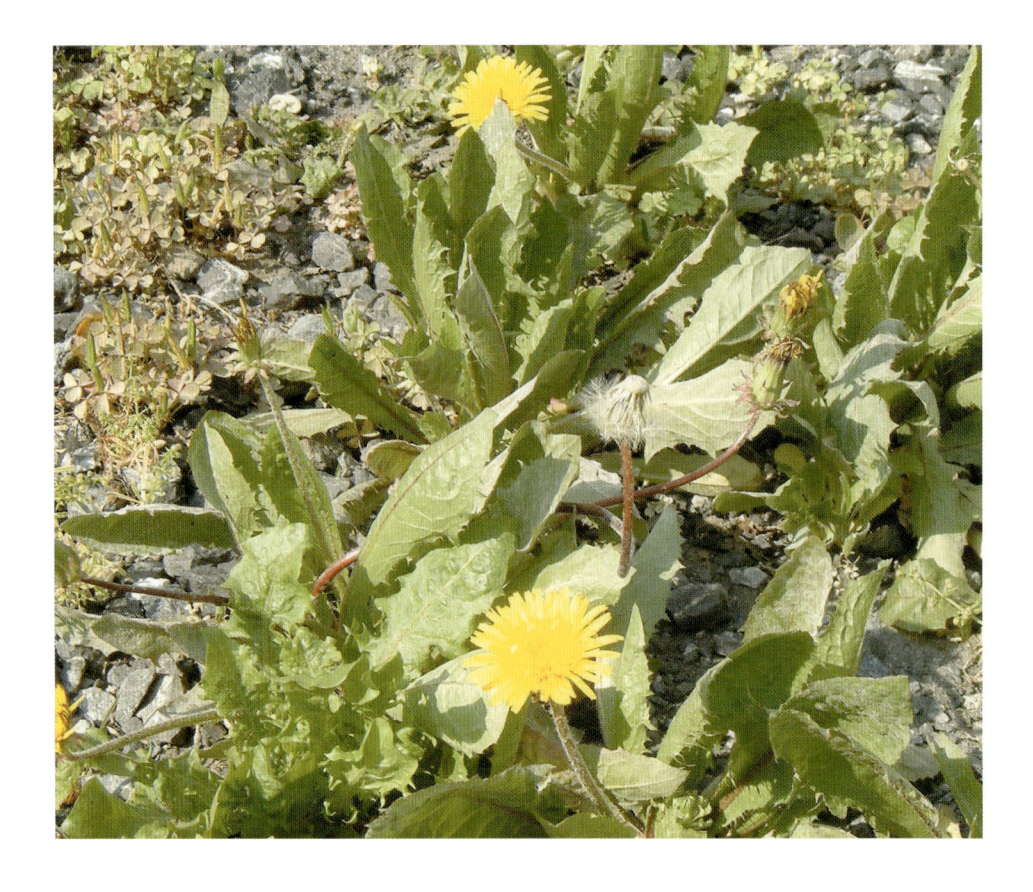

使用部位 ● 生または乾燥した根・茎・葉

用　途 ● ティー、浴用、調理、染色など

利　用 ● 通常のティーと同様の淹れ方のほか、ローストした根を挽いてドリップして飲むハーブ・コーヒーがあります。チコリとのブレンドもよく利用されます。葉は春にはサラダにするほか、ビールや強壮飲料に、花はワインに用います。潰瘍や炎症など皮膚病には、葉と花を刻んだものをハップ剤とします。在来種のタンポポも健胃、解熱、利尿、催乳、皮膚潰瘍などに使われており、同様にコーヒーにも利用できます。在来種は総苞の外片が花に沿っているのに対し、セイヨウタンポポはそり返っていることで両者を見分けられます

原産地 ● ヨーロッパ

栽培法 ● 春に播種。根を切って植えても繁殖できます。葉をサラダ用にするときは、鉢をかぶせるなどして軟白栽培します

植　物 ● 高さ20〜30cm位にまでなる多年生草本。直根で、葉は全て根出葉で羽状に切れ込んでいるか、へら形、楕円形、倒披針形など。中空の茎に頭状花をつけ、花は舌状花のみからなっています

歴　史 ● 11世紀にはアラビア人の間で使用され、16世紀までには利尿効果のある局方植物として確立されていました

エピソード ● 名前は、Denta Leonis：ライオンの歯に由来します。利尿効果が高いので、"おねしょのハーブ"の名もあります

茶　剤 ● 約1〜2t（≒1〜3g）に水を入れて沸騰させ、10分放置

適　応 ● 胆汁分泌、利尿、食欲増進、肝障害、胆嚢疾患、脂肪の消化補助。民間薬としては浄血、緩下剤、痛風、リウマチ様疾患

成　分 ● 苦味物質、タラキサステロール、ステロイド類、カロテン類、フラボノイド類、炭水化物（根）、イヌリン、粘液、果糖、カリウムなど

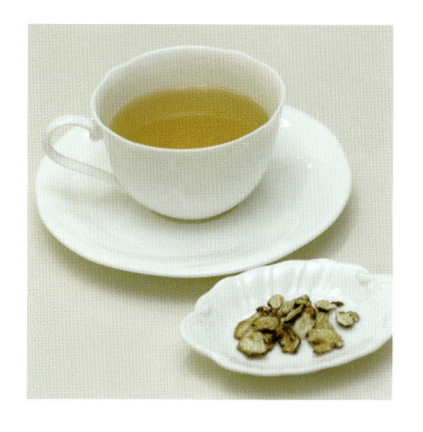

チコリ
Chicory

学名：*Cichorium intybus* L.
科名：キク科
和名：キクニガナ
別名：サッカリー

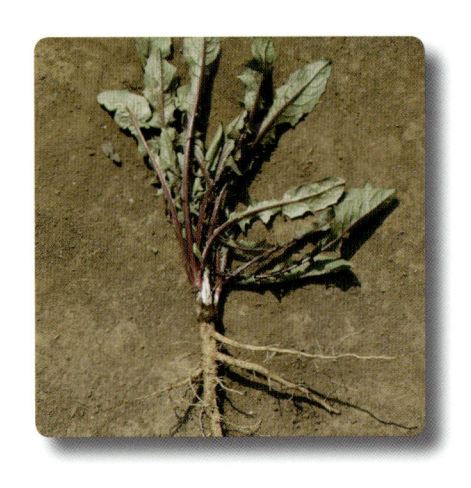

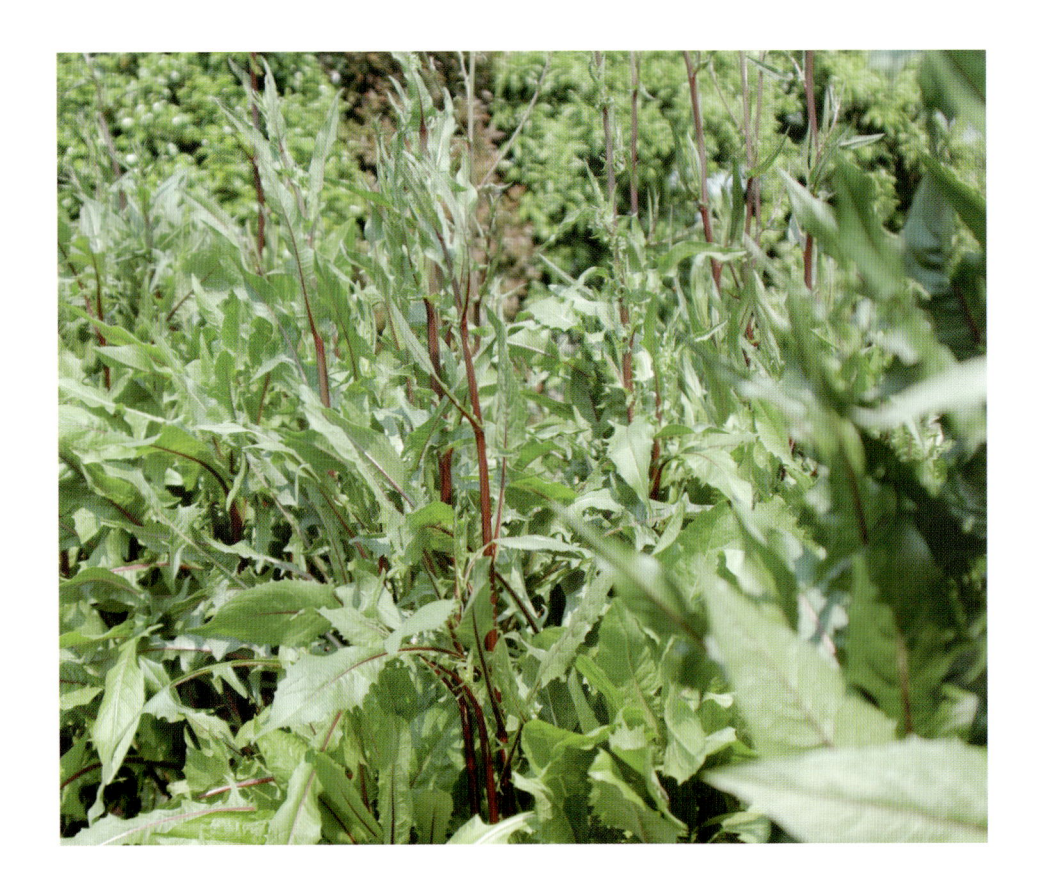

使用部位 ● 生の根・葉、乾燥した根

用　途 ● ティー、調理など

利　用 ● 通常のハーブ・ティーと同じ飲み方のほか、乾燥した根をローストして挽いたものをドリップして、カフェインを含まないハーブコーヒーとします。タンポポとのブレンドもよく知られています。強壮・消化作用が期待できます。ミルクと合わせてカフェ・オレ仕立てにしても美味。ほんのり苦味のある若い葉は夏のサラダに、軟白した葉は冬のサラダに利用します。葉を染料として利用できます

原産地 ● ヨーロッパ

植　物 ● 高さ1.5 m位にまでなる多年生草本。深い直根を持ちます。互生する広長楕円形の葉の裏には剛毛があり、上部の葉ほど小さくなります。花は淡青色で舌状花のみ。夏の終わりから秋に開花します

栽培法 ● 春に播種。深く耕した乾燥気味で水はけのよい土に植えます。やや暑さを嫌います。根出葉を軟白野菜にするにはウィトルーフ種、コーヒー様飲料にするには同種もしくはマグデブルグ、ブランスウィック種を栽培するとよいとされます

歴　史 ● エジプト時代から軟白した葉が食べられていました。*Cichorium* は、古代エジプト語に由来します

エピソード ● ドイツには、帰らぬ恋人を待ちわびた少女の涙がこの花の色で、花は少女の化身という逸話があります。また、花は咲いてから5時間で規則的にしぼむ性質を持つので、リンネは自宅に花時計として植えていました

茶　剤 ● 生の葉、根を用います

適　応 ● 利尿、緩下、弱い強壮薬としますが、薬としての用途よりコーヒーの代用品として利用されます（コーヒーの飲みすぎから肝臓を守るため）。抗菌作用、収れん作用があります

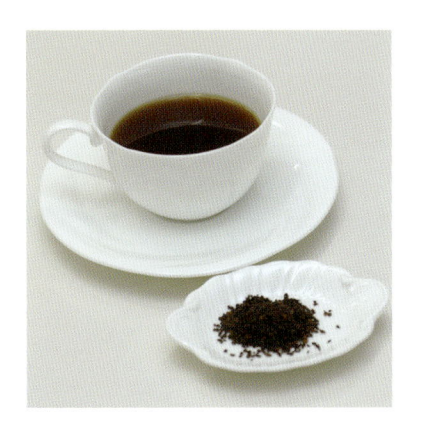

成　分 ● イヌリン、糖、無機塩類、苦味物質、ビタミンB・Cなど

1 級

第3章　ハーブ・ティーのブレンド

2級と1級のハーブを合わせて20種をテイスティングしてきました。それぞれの味や香り、色を自分の言葉で表現できるようになったでしょうか。産地やメーカーによっても同じハーブでも微妙に香りが違ってくることにも気づいたことでしょう。自分の中で個々のハーブのスタンダードをしっかり掴んで、ブレンドにトライしてみましょう。

🌿 ハーブ・ティーのブレンド

　一つひとつのハーブがどのような香りでどのような味のティーになるのか、同じハーブでもドライで淹れたティーとフレッシュで淹れたティーがどういうふうに違うのか、どのような場合にどのハーブ・ティーが飲みたくなるのか、自分はどのティーが好きなのか……そうしたことに自分なりに納得がいくようになる頃には、自分でブレンドしたいと思うようになることでしょう。

　フレバリングのような軽いブレンドをこなし、カモマイルとミント、ローゼルとローズヒップ、ミント同士、レモン系とミント系などの定番のブレンドを試し、そしてさらにオリジナルのブレンドを試したい、目的に合ったブレンドを飲みたいというためのステップに入っていくことにしましょう。

　ブレンドは何種類までという決まりは特にありませんが、たくさんのハーブを使っても、1人分のティーに使うハーブの量は決まっています。したがって種類を多くすれば、当然1杯のティーに入るそれぞれのハーブの量は少なくなります。一般的には4〜5種類程度をブレンドし、その中で味、香り、色目、効果などを調えていくのです。また、1杯分のブレンドを作ることも難しいので、必然的に数杯分をまとめて作ることになります。

　素材を保存する時は、チップスよりホールの方が成分のロスが少ないのですが、ホールのままでは素材をあわせてもよく混ざりません。ブレンドするときは、全体が同じ程度の大きさになるように細断して混ぜるようにします。

🌿 ブレンドの基礎

■ 定番を崩してみる

　同じシンプルズでも収穫の季節が異なったり、産地が違えば味も違って感じられることがあります。お茶を淹れるたびに、素材の香りを確認する習慣をつけるとよいですね。

　定番の組み合わせでも、比率が変わることで印象が全く異なってしまうことがあります。たとえばカモマイルとミントの組み合わせ。通常はカモマイルをメインにミントを少々フレバリングで加えます。カモマイルを飲みやすくする目的で行なわれることが多いからです。このブレンド比を変えてみましょう。

①ミントとカモマイルを同量にする
②ミントの方を多くする
③ミントの種類を変えてみる

　ティーを飲む時の気分や体調、また目的によっても異なるでしょうが、自分にとっての美味しさを発見するきっかけとなるはずです。

■定番をアレンジしてみる

　次に定番のブレンドを基本に、足したり引いたりしてアレンジしてみましょう。
　先に引用したカモマイルとミントなら、カモマイルのリンゴのような風味を生かしてフレッシュ・アップルやドライアップルを一緒にティーに使ってみます。また、フルーツ・ティーをイメージしてレモン系、オレンジ系の香りのハーブや、酸味のあるハーブとブレンドします。さらにはスパイスを加えることでピリッとした風味を賦与するなどして、アレンジを広げていくのです。
　日本でも薬草茶というのがあるように、西欧では、ハーブ・ティーを家庭で薬湯として備え、利用してきた歴史があります。薬湯という感覚からすれば必ずしも美味しいものばかりとは限らないかもしれません。また、味覚にも民族性があるでしょう。外国から直輸入のハーブ・ティーが、余り美味しく思えない場合などにも、こうした方法を試してみます。思わぬ妙味が生まれることもあり、自分だけでは思いつかないブレンドが誕生する可能性もあるのです。

■本を活用する

　ハーブの本は数多くあり、ハーブ・ティーについての情報も多々あります。紹介されているブレンドをできるだけ多く試してみましょう。テイストやどういう場合に飲むと効果的かという情報を学ぶこともありますが、自分の好きな、美味しいと感じるブレンドの傾向を探ったり、そうしたブレンドに共通のハーブはないか探すのです。
　味や香りといった嗜好は、人により千差万別です。日常的に飲むハーブ・ティーであれば、成分や効果だけで飲み続けるより、美味しく飲める、つまり心を満たすというのも大切な要件なのです。そして、これは机上の論理よりも体験によって左右されるのです。
　好きなテイストの傾向がわかったら、それがハーブ・ティーのベースに使えるものなのか、風味の添加に貢献するものなのかといった使い方を考えてみましょ

う。そして、紹介されているブレンドについても、より好みに近づけるようにアレンジしてみます。

🌿 好みのハーブをベースに試す

　味や香りを楽しむことでリラックスするというように、嗜好性を中心に考えたブレンドの場合、好きなシンプルズがあれば、まずそれを中心にブレンドを考えます。
　２級でもブレンド方法に触れましたが、もう一歩進めてみましょう。たとえばレモンヴァーベナが好きな場合、これをベースにして考えてみます。

①さらにレモン系を合わせてレモンの香りを膨らませる
②レモン以外のフルーツのフレーバーを加えて甘味や複合性を出す
③ミント系でスッキリ感をプラスする
④リンデンやワイルドストロベリーなどでマイルドにする
⑤ローゼルをブレンドして酸味と色彩をプラスする
⑥ハーバル系を加えてリフレッシュする…etc.,

　このように考えていくと、こと嗜好性を前面に出しているだけに、実にさまざまなブレンドの可能性があることがわかります。

🌿 目的に合ったブレンドを作る

　薬を飲むほどでもないのだけど……という日常のちょっとした体調不良なら、ハーブ・ティーを試してみてはいかがでしょう。ハーブ・ティーには個々のハーブについて述べてきたように、それぞれ薬効があります。それを参考にしながらその時々の自分にあったハーブを選んで、シンプルズもしくはブレンドで飲んでみます。ブレンドによって、相乗効果を期待することもできますし、また、効果は高いけれども飲みにくいというものを、ブレンドは飲みやすいものにする方法でもあるのです。
　たとえば風邪、もちろん早く治したい。でも体力が落ちていたり疲労が重なっていれば、薬を飲んでも治るのにそれなりに日にちがかかります。そんなとき、

ハーブ・ティーを飲んでみましょう。ハーブ・ティーはホメオスターシス(恒常性)を高め、体のバランスを取り戻そうと働きます。つまり、自然治癒力を高めてくれるのです。

　日ごろの健康管理についても同様のことが言えます。私たちが頭で考えて一々指示しなくても、体は自然に恒常性を維持するように働いているのです。ホメオスターシスが低下しないよう、また体がスムーズに動く潤滑油のようにハーブ・ティーの成分は働くのです。

　疲労が過労にならないうちに取り去ることは、健康管理にとって大切なことです。疲れを感じた時、風邪の引き始め、喉の痛み、胃腸の不調、頭痛、更年期、嘔気、便秘、下痢、不眠…etc., 日常のちょっとした不具合を早いうちに調整するために、気軽にハーブ・ティーを利用してみましょう。

　たとえば胃の調子が悪いとき、ハーブ・ティーの多くには消化を促進する働きがあるので、きっとどれか好みのティーが見つかるに違いありません。そのときに胃の調子を整えるだけではなく、同時にホッとしたいとか、美味しさや好まし

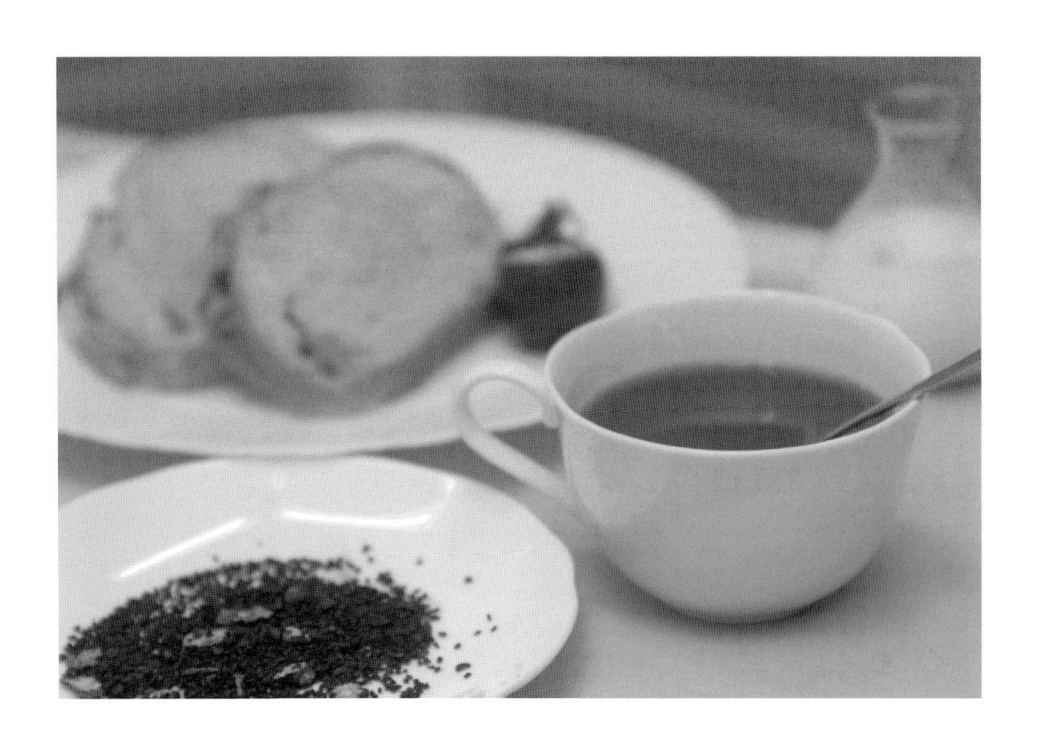

ハーブ・ティーのブレンド

い香りも味わいたいならブレンドに挑戦してみるとよいでしょう。消化を促進する効果を有するとともに、その香りからもスッキリ感をもたらすペパーミントやスペアミント。レモンバームも消化促進効果があるので、レモニーミントに仕立ててもよいですね。レモングラスやレモンヴァーベナもその効果をサポートします。お茶らしい味わいを増したければ、ワイルドストロベリーやラズベリー・リーフをブレンドしてみてもよいでしょう。趣を変えて、カモマイルを使うこともできます。

　目的に沿ったハーブを選び出し、そこから味や香りも考慮してブレンドを組み立てていきましょう。あるいは、効能とは別に矯味薬[※]としてのハーブを加えることも可能です。

　薬効を重視したハーブ・ティーの場合でも、美味しく飲めるに越したことはありません。"病は気から"という言葉がありますが、確かに"気"は大切な要素です。気持ちがリラックスしたり、ストレスから開放されて楽になることで、体も楽になれることは多いのです。

　体の不調を覚えて、それに対して飲むハーブ・ティーのある一方、日常の一部として日々美味しくハーブ・ティーを体に取り入れることで体調管理ができるとすれば、大変望ましいことです。そういう日常の習慣により、体の微妙な変化にも気づきやすくなるのです。

※矯味薬……不快な薬剤の味を緩和する目的で用いられるもの

1 級

第4章　お茶とのブレンド

ハーブ・ティーと出会う以前から、私たちに飲まれていたお茶。最近、改めて注目されていますね。日本人とお茶との付き合いは1300年近くにもなります。それに比べると、コーヒーや紅茶ははるかに新しく入ってきたものですが、それでも生活に入り込んでいます。何気なく飲んでいるお茶についても、もう一度確認しながらブレンドを考えましょう。

お茶とのブレンドについて

　前章ではハーブ同士をミックスして、ハーブ・ティーのブレンドを考えてみました。ここでは、既存の茶類とハーブ・ティーのブレンドについて考えてみましょう。

　既存の茶類も、それぞれの歴史をたどると薬として使われた経緯をもっていることがわかってきます。またどちらかというとデメリットを挙げられがちなカフェインにも、有用な働きがあります。

　日常の中で親しまれている茶類を、上手に活用してブレンドに取り入れてみましょう。味になじみがあるのでハーブ・ティー初心者にも飲みやすく、双方の側にとって新しい発見があったり、それぞれの薬効を生かすことができたりするのです。

茶類について

　お茶とハーブのブレンドを考えるに当たって、今まで個々のハーブについて見てきたように、それぞれの茶類についても情報を整理しておきましょう。意外に知らなかったことに気づかされるかもしれません。

　日常嗜好品として飲まれている幾つかのものを取り上げ、薬理的な面についても、若干触れます。

ティー Tea

学名：*Camellia sinensis*
科名：ツバキ科
和名：チャ（茶）

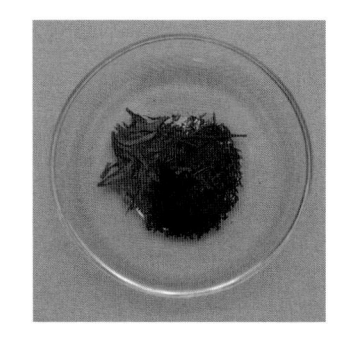

使用部位 ● 葉

用　途 ● 緑茶、紅茶、烏龍茶、調理、クラフト（種子）

利　用 ● 茶は、風味（味や香り）や水色(浸出液の色)を楽しむ嗜好飲料で、若い葉を摘んで発酵させずに乾燥したものが緑茶で、玉露、煎茶、番茶などがあり、番茶を焙じ茶にもします。発酵させると紅茶になり、葉は黒色、煎汁は赤茶で、香りも緑茶と異なります。不完全発酵のものが烏龍茶で、煎汁は薄茶色

原産地 ● 中国雲南省西南部・インドアッサム地方

植　物 ● 高さ約 1m（栽培時。放置すると数メートルに達する）の常緑低木。葉の大きさは 5〜7cm 位で互生、表面に艶があり濃い緑色。10月頃、芳香のある 5弁の白い花をつけ、果実は翌年付きます。熟すと裂けて、通常 3個の種がこぼれ出ます。アッサム種は高さ 8〜15m の高木で、葉は 10〜20cm と大型

栽培法 ● 一番茶を摘まないで成葉にしたものを 6月半ば頃挿し木にします。暖地では翌年、それ以外では翌々年の 3月に苗木として植付けます。収穫は植付け後 3年目くらいから。播種は、暖地では 10〜11月頃、やや寒地では 3月下旬頃行ないます

歴　史 ● 中国では、"茶経"によると茶は神農が B.C.2737 に発見したとされ、周代（B.C.10世紀頃）には薬用とされました。三国時代（3世紀頃）から嗜好品とされ始め、唐代（8世紀頃）には栽培、製茶が普及。日本では 729年（奈良時代）に中国から伝わった磚茶・団茶の利用が記録に残されています。最澄が種子を持ち帰り栽培したのは 805年。当時は主に薬用でした。16世紀には茶がヨーロッパに紹介され、紅茶が流行しました

エピソード ● 疫病が流行したとき、空也が煎じた茶に梅干と昆布を加えたものを薬用としました。皇服茶（おうぶくちゃ）として、現在も正月に六波羅密寺（京都）で供されています

茶　剤 ● 紅茶 1C 約 1t(≒2g)を興奮剤としては 2分、下痢治療の補助には 10分放置

適　応 ● 神経を興奮させ気分爽快・活力、血液循環促進（カフェイン）血中コレステロールの上昇抑制（カテキン類）、血管を丈夫にする（ビタミンC:緑茶のみ）、タンニン（止下剤）

成　分 ● タンニン（カテキン類・緑茶＞紅茶＞烏龍茶）カフェイン（玉露＞紅茶＞烏龍茶＞煎茶）、アミノ酸（特にテアニン・遊離アミノ酸は上級茶ほど多い）、フラボノイド類、ビタミン類、ミネラル類

コーヒー Coffee

学名：*Coffea arabica* L.
科名：アカネ科
別名：アラビアコーヒー　コモンコーヒー

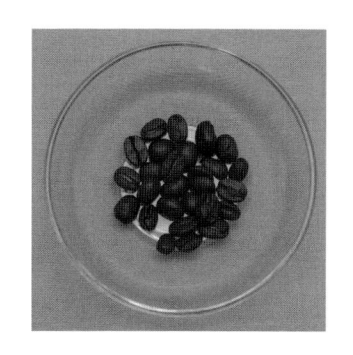

使用部位 ● 果実

利　用 ● コーヒーには数種ありますが、アラビカ種が世界生産の90％を占めます。果実を乾燥し、果肉と外皮を除く乾式、または水槽に漬けて発酵で皮を除く湿式によってコーヒー豆を得ます。豆を煎って粉砕し、煎じてコーヒーとして飲用します。初期は豆を砕いて煮出していましたが、14世紀ころから炒ることが知られるようになりました

原産地 ● エチオピア

植　物 ● 高さ3.5〜4mになる常緑灌木。葉は対生し、光沢があり暗緑色。晩夏から秋に白色で芳香のある花が咲きます。果実は濃い赤色で、2個の種を有します

栽培法 ● 日本では、鉢植え植物として室内で栽培されます。商業的には大規模プランテーション栽培が行われています

歴　史 ● 現地では古くから薬用として利用されました。575年頃にアラビアに伝わり、9世紀にペルシアに広まり、16世紀にはインドでも栽培されるようになりました。ブラジルでは19世紀から。日本へは明治初年に渡来しました

エピソード ● コーヒーの起源については、ヤギが木の実を食べて興奮していたことからヤギ飼いが発見したとか、旅の僧が発見したなどの話が伝わっています

茶　剤 ● 焙じたての仁を粉にしたものを、用時調製する

適　応 ● 中枢神経・筋肉を刺激し、爽快感・興奮がもたらされ、疲労回復・覚醒が促進（カフェイン）。利尿作用、偏頭痛の抑制

成　分 ● カフェイン（苦味）、トリゴネリン（苦味）、クロロゲン酸、タンニン

カカオ Cacao

学名：*Theobroma cacao* L.
科名：アオギリ科
別名：ココア・プラント

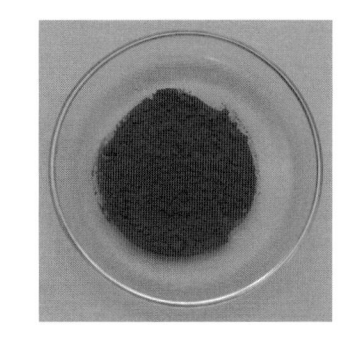

使用部位 ● 種子

用　途 ● 飲料（ココア）、チョコレート、皮膚軟化剤

利　用 ● カカオ豆からココアを製し、チョコレートの原料とします。種から採れる油がカカオバターで、薬用に用いられます。ココアは、他の飲料と異なり湯に溶かして全て飲むので、栄養的な価値が高いのです

原産地 ● 熱帯アメリカ、アマゾン

植　物 ● 高さ約7mになる常緑樹。葉は単葉で互生。小輪の花は幹に直接多数つきます。黄色に赤褐色の線条があり、一年中次々と咲き結実します。果実は長さ30cm程で赤・黄・橙・紫色などを呈し、3cm位の種子を含みます

栽培法 ● 繁殖は種子から。高い木の下に植えるか、遮蔽して栽培します

歴　史 ● 現地では有史以前から利用され、マヤ族により栽培化が進められました。ヨーロッパへは、1502年コロンブスがスペインに種子を持ち帰ったのが最初。日本へは大正中期に渡来しました。19世紀前期に技術が開発され、チョコレートの製造も盛んになったのです

エピソード ● マヤでは裕福な人はカカオの粉にトウモロコシ、トウガラシを混ぜて煮たものを、庶民はコーンミールにカカオを少し混ぜて食べたとわれます。薬用には、ユーカリ、カモマイル、シナモンなどと一緒に用いました

適　応 ● 興奮剤および利尿剤（テオブロミン、カフェイン）。軟膏・座薬（カカオバター）

成　分 ● カカオバター、テオブロミン、カフェイン、粘液質、タンパク質、脂肪、リン、カルシウム、食物繊維

マテ Mate

学名：*Ilex paraguariensis* ST.-HIL.
科名：モチノキ科
別名：パラグァイチャ

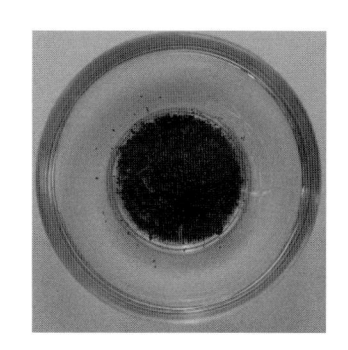

使用部位 ● 葉

用　途 ● 茶、清涼飲料、興奮飲料

利　用 ● 飢渇感（きかつ）を鎮静して自然な減量を容易にするとされています

原産地 ● ブラジル

植　物 ● 高さ6mまでの常緑の樹木または低潅木。葉は互生し鋸歯状で托葉があり、葉脈は葉の裏側にはっきり現われています。花は雌雄異花で白く、葉腋につきます。赤っぽく丸い7mm位の果実ができます

栽培法 ● 栽培は、丈を低くして行なわれます

歴　史 ● 現地では古くから飲まれていました。16世紀には、イエズス会の修道士による記録が残されています

エピソード ● 南米の広い地域で 国民的飲料として愛飲され、健康作用を認められています。ヨーロッパでは"インディオの緑の金""天然の薬物・魔法の飲み物"と呼ばれています

茶　剤 ● 1C 約1t（≒2g）を5〜10分。短時間で調製した方が興奮作用は強く、収れん作用は少なくて味がよくなります

適　応 ● 興奮・強壮薬（カフェイン）として精神・肉体の疲労に。利尿

成　分 ● カフェイン、タンニン、テオブロミン、クロロゲン酸、精油

ルイボス Rooibosh

学名：*Aspalathus linearis* R.Dahgar
科名：マメ科
別名：レッドブッシュ・ティー

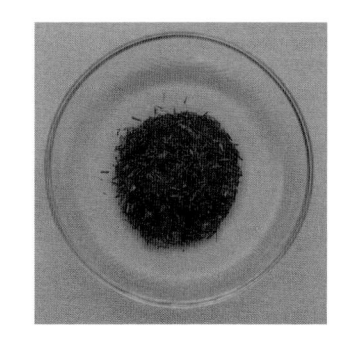

使用部位 ● 若葉と枝

用　途 ● 飲料、料理の風味付け

利　用 ● 若葉と枝を発酵して作られます。飲料やパンの風味付けなどに利用します。他の茶類と異なり、沸騰させて10～15分煮出して調整します

原産地 ● 南アフリカ

植　物 ● 2m程度の低木。枝は細く葉は無毛で葉腋に葉のような新芽をつけ、黄色の小さい花はやがてサヤを形成します

栽培法 ● 現地では、商業的に晩冬か早春に播種し、刈り込んで分枝させながら栽培されます

歴　史 ● 現地でブッシュマンたちが伝統的に用いていたのを、1772年喜望峰を訪れたカール・トゥンベルクが伝えました

エピソード ● レッドブッシュ・ティーの名は、発酵したときに現われる赤い色に由来します

適　応 ● 鎮痙、強壮、嘔吐、下痢、軽い胃の不調

成　分 ● タンニン、ビタミンC、無機塩類（ナトリウム、カリウム、カルシウム、マグネシウム、銅、亜鉛、マンガンなど）、ケルセチン

🌿 茶類＋ハーブ＝美味・新鮮

　日常的に飲まれることの多い飲料に、それぞれにスポットを当てて紹介してみました。茶類とハーブ・ティーを組み合わせることのメリットは、以下のようにまとめることができます。

　①ハーブ・ティーを飲み慣れない人にとって、日ごろ馴染みのお茶をベースにすることによって、親しみやすい飲みやすいものと感じられます。
　②茶類の持っている効果をハーブの効果と合わせて利用することができます。
　③どちらかと言うと味覚に乏しいハーブ・ティーに、味のベースを与えます。

　幾つかポピュラーな組み合わせの例を示しておきます。いろいろ工夫し、味の好みを試し、効果も考えてみましょう。

　　○緑茶＋レモンフレーバーのハーブ
　　○緑茶＋ミント
　　○紅茶＋ローズ
　　○紅茶＋ローズヒップス
　　○紅茶＋スパイス類
　　○ココア＋オレンジピール、シナモン
　　○コーヒー＋カルダモン
　　○コーヒー＋オレンジピール、シナモン
　　○コーヒー＋ミント

🌿 ハーブベースのソフトドリンク

　ハーブを気軽に、お洒落に、楽しく、ときには実用的に飲みこなす方法の一つに、ソフトドリンクがあります。好みの飲料とハーブ・ティーを合わせてみましょう。濃い目のハーブ・ティーを作って、好みの飲料と一定の割合で合わせればよいのです。同比率でも、2:1、3:1 でも、嗜好的な要素が強いので好みの割合でよいでしょう。

ハーブ・ティーに組み合わせる飲料として、カルピスなどの乳酸飲料、ジュース類、果実酒などがあります。幾つか例を挙げてみましょう。

　○ラベンダーまたはブルーマロー・ティー＋カルピス
　○ミント・ティー＋リンゴ・ジュース
　○レモニーミント・ティー＋パイナップル・ジュース
　○ローゼル・ティー＋レモン・ジュースまたはリンゴ・ジュース
　○ミント・ティー＋梅酒

　ハーブで作るコーディアルも、ハーブの成分を抽出したソフトドリンクといえます。エルダーフラワー、ネットル、ジンジャーなど幾つかのものが市販品として流通していますが、自分で作ることもできます。近年よく出回っているペリーラは、日本のコーディアルの代表ともいえるでしょう。糖分が入っているので幾らでも飲んでよいとはいえませんが、保存が効き、飲みやすく、水で割るだけでなく炭酸やアルコールで飲む楽しみ方もあります。また、ハーブ・ティーの甘味料として利用してさらに風味も成分もプラスするというメリットもあります。

　ペリーラのように熱をかけて作る方法、熱いシロップに浸けて浸出させる方法、エルダーフラワーのように生花を用いる場合はデリケートなので冷浸法で行なうなど幾通りかの作り方があります。素材と作り方の組み合わせを比較してみるのも面白いでしょう。

1 級

第5章　Some more ハーブ

ここで取り上げている成分・適応・茶剤について→①成分…成分の例を記載（ハーブに含まれる精油の組成は、産地や収穫の時期によって著しく変動します）　②適応…科学的および経験的に主に西欧で治療に取り入れられている主なもの、さらに民間薬として認知されている主なものを記載。それ以外の効用については、利用法の項に記載　③茶剤…適応に対応する用法を記載。形状は細断。湯は1C150cc。浸出時間の記載のないものは10分。嗜好的なティーについては、第3章を参照　④茶剤は遮光・除湿保存する　⑤メジャーはC=カップ、T=大さじ、t=小さじ

第5章 ブレンドに活躍するハーブ

　2級と1級であわせて20種、ハーブ・ティーとして一般的で使いやすく、手に入れやすいハーブを中心に、また一部を除いては栽培も容易なハーブを取り上げました。

　ここではさらに幾つかのハーブを取り上げます。ブレンドをするときに重宝であったり、日常の健康管理にプラスして使うと有用なものを選定しています。検定の範囲ではありませんが、日常の体調管理やティーのアレンジに使うと幅の広がるハーブたちです。

　ストロベリーやラズベリーは、通常実を食べますが、ハーブとしては葉も重要で、大切なティー素材の一つです。実も生食だけでなく、ドライにして使うこともできます。見知っていた素材についても、新しい使い方が見つかるかもしれません。

　Some more ハーブで、さらにハーブティーの世界を広げてみましょう。

エキナセア
Echinacea

学名：*Echinacea angustifolia* DC.
科名：キク科
和名：ホソバムラサキバレンギク
別名：パープルコーンフラワー

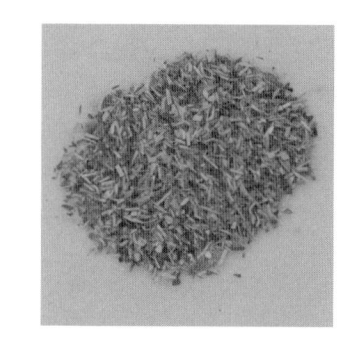

使用部位 ● 乾燥した根

用　途 ● 茶剤、ティー、化粧料

利　用 ● 免疫系を非特異的に刺激する作用があり、生体固有の防御力を高めるといいます。化粧料として、ニキビ用のローションになります

原産地 ● 北アメリカ南部

植　物 ● 草丈45cmになる多年生草本。葉は披針状から線状で、紫色の舌状花と管状花からなる頭花は単生します

栽培法 ● 有機質の土を好みます。繁殖は、春か秋に株分けします

歴　史 ● 北アメリカのネイティブにより経験医学的に使われてきたもので、19世紀"アメリカ合衆国薬局方注解書"に収載されていました

エピソード ● 花托の尖った形から、ギリシア語でねずみを意味する*echinacea*の名がつけられました

茶　剤 ● 1C 約1/2t（≒1g）。飲むたびに調製した温かいものを1回1C、1日数回食間に服用

適　応 ● 風邪、インフルエンザ、敗血症の予防と治療。傷や皮膚の炎症性疾患、免疫能の向上

成　分 ● 多糖類、フムレンなどの精油、無機塩類

エルダーフラワー
Elder Flower

学名：*Sambucus nigra* L.
科名：スイカズラ科
和名：セイヨウニワトコ

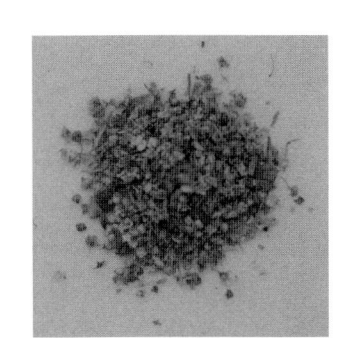

使用部位 ● 生および乾燥した花

用　途 ● ティー、うがい、調理、飲料、化粧料

利　用 ● 発汗剤としてはリンデンと組み合わせて使うこともあります。その他鎮痙、利尿、花粉症の緩和などに。濃いティーを喉の感染症にうがい薬として用います。花は生で食べたり、ワイン、コーディアルなどの飲料に利用、また化粧品（皮膚軟化剤）にも用います。果実は砂糖漬け、ジャム、ワイン、また染色に使います

原産地 ● ヨーロッパ、北アフリカ、アジア西部

植　物 ● 高さ6mくらいになる潅木。葉は羽状複葉で、小さな黄白色の5弁の花が多散花序をなします。果実は黒紫色

栽培法 ● やや湿土を好み、繁殖は挿し木で行ないます。冬に刈り込みます

歴　史 ● 古代エジプト以前から、使われてきたと考えられています

エピソード ● エルダーにはさまざまな伝説や民話、迷信があり、ヨーロッパのさまざまな霊が宿るとされる木です。魔よけの木として、家の近くにも植えられました

茶　剤 ● 1C約2t（≒3〜4g）を5〜10分、飲むたびに調製した温かいものを1回1〜2C1日数回

適　応 ● 風邪発熱の発汗剤、気管支炎

成　分 ● 精油、フラボノイド、トリテルペン類、ステロイド、粘液、タンニン。果実にはアントシアニン、果実酸、ビタミンC

カルダモン
Cardamom

学名：*Elettaria cardamomum* W<small>HITE</small>
科名：ショウガ科
和名：ショウズク（小豆蔲）

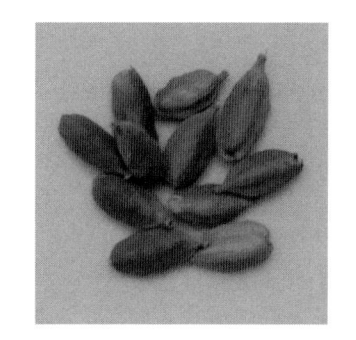

使用部位 ● 乾燥した果実・種子

用　途 ● スパイス・ティー、グリューワイン、コーヒー、調理、クラフト

利　用 ● 清涼感があり、消化を促進するので、他のハーブとブレンドして食後のティーに向きます。使い方は、サヤを割って果実ごと。中近東では、カルダモンで風味付けしたカルダモン・コーヒーが広く飲まれています。芳香性健胃薬、駆風薬、香味料に用います

原産地 ● 南西インド

植　物 ● 高さ 2.7m に達する、多肉質の太い根茎を持つ多年生草本。8～20本の滑らかな直立する緑の茎をつけます。葉は互生し、長さは 30～60cm。花は長い花柄を持って基部近くから立ち上がり、長さは 30～60cm の円錐花序をなします

栽培法 ● 熱帯各地で商業栽培が行なわれています。日本では不稔性。冬は室内に取り込みます

歴　史 ● 古代インドにおいて薬用とされてきました

エピソード ● 種名の *cardamomum* はギリシア語で心臓を意味する Kardia、香料を意味する amomos に由来するとされます。スパイスの王・ペパーに対して、スパイスの女王とも言われます

適　応 ● 駆風薬、鼓腸による消化不良、他の薬の調味に

成　分 ● テルピネンとテルピネオールを含む精油、シネオール、デンプン、ゴム質、黄色色素

クローヴ
Cloves

学名：*Syzygium aromaticum*（L.）
科名：フトモモ科
和名：チョウジ

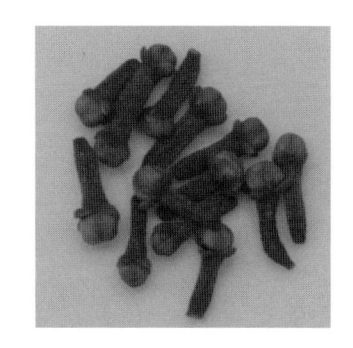

使用部位 ● 乾燥した蕾

用　途 ● ティー、グリューワイン、調理、歯磨粉、芳香剤、防腐剤、虫除け、ポプリ、ポマンダー

利　用 ● 精油は歯科の殺菌剤として使われます。漢薬では丁香として、嘔吐、吐寫、腹痛などに芳香性健胃薬とされます

原産地 ● モルッカ諸島

植　物 ● 高さ20mまでになる常緑高木。花は三重に三叉分岐した多散花序につきます。明るい黄褐色をした4枚の花弁は帽状をなし、中に多数の雄蕊（ゆうずい）があります。強い芳香で、味は焼くような風味

栽培法 ● 熱帯地域に自生、商業栽培が行われています。最低気温は18℃程度必要

歴　史 ● 漢代（B.C.266～A.D.220）、皇帝の前に立つ時には、口に含んで口臭消しに使われました。4世紀までにはヨーロッパでも使われるようになりました。6世紀頃、初めて中国の文献に"鶏舌香"として、10世紀頃には"丁香"として現われています

エピソード ● ヨーロッパでペストが流行った時には、病魔を払う目的でクローブやハーブが盛んに使われ、ポマンダー、タッジーマッジーが利用されました

茶　剤 ● うがい用には、1～5％に相当する精油（高濃度の精油は刺激が強いので、注意して用いる）

適　応 ● 殺菌、抗菌、抗真菌、抗ウィルス、局所麻酔、鎮痙作用があり、他の生薬と組み合わせて駆風剤、健胃薬（胃潰瘍にも）、強壮剤などに使います。口腔内や咽頭の粘膜の炎症にはうがい剤とします

成　分 ● 15～20％以上の精油、フラボノイド類、タンニン、フェノールカルボン酸類、少量のステロイド、約10％の油脂

サフラワー
Safflower

学名：*Carthamus tinctorius* L.
科名：キク科
和名：ベニバナ

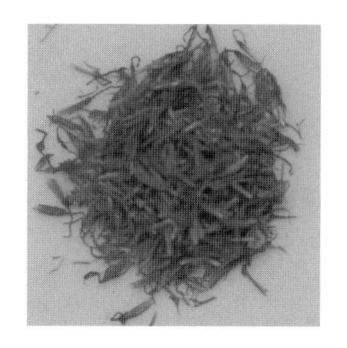

使用部位 ● 生または乾燥した花

用　途 ● ティー、調理、染色

利　用 ● ティーとして利用すると、穏やかな緩下作用、発汗・解熱、血行促進作用があります。子宮を収縮する作用もあるとされます。外用として、打撲、捻挫、皮膚炎に。サフランの代用として調理に用いることがありますが、味はやや苦みがあります。種子からはリノール酸を多く含む食用油が取れます

原産地 ● エチオピア（資料により異なる）

植　物 ● 高さ1m位になる二年生草本。葉は互生し、広披針形で先端に棘があり無柄。夏、分枝した枝の先にアザミに似た管状花からなる頭状花をつけます。花は黄色からやがて紅色に変わります

栽培法 ● 耐寒性ですが、日当たりと排水のよい場所を好みます。繁殖は春に播種します

歴　史 ● エジプトではB.C.2500年に利用された記録が残っています。日本には3世紀頃渡来。16世紀にはヨーロッパに伝わりました

エピソード ● 古代エジプトでは、サフラワーで染めた布をミイラの屍衣(しい)に使用していました

適　応 ● 冠動脈疾患、更年期障害

成　分 ● カルタミン、サフロミンなどの色素

シナモン
Cinnamon

学名：*Cinnamomum zeylanicum*
科名：クスノキ科
和名：セイロンニッケイ（肉桂）

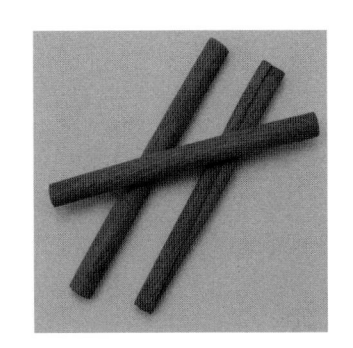

使用部位 ● 乾燥した内皮

用 途 ● スパイス・ティー、調理、リキュールなど飲料

利 用 ● 基本的には他のティー素材とブレンドして利用します。嘔気・嘔吐を緩和、体を暖める働きもあります。同じように使えるものに、カシア（ケイヒ、チャイニーズ・シナモン）やニホンニッケイがあります

原産地 ● スリランカ、インド南西岸

植 物 ● 高さ10mに達する常緑樹。皮層は樹齢約6年の木の、太さ2〜3cmの枝などから採取されます。葉は卵型から披針形長さ20cmまでになり、揉むとクローブのような匂いがします。花は0.5cm位で、まばらな円錐花序をなします

栽培法 ● 非耐寒性で日当たりと排水性のよいのを好み、生育には15℃以上必要

歴 史 ● 古代から現地で薬用、香料として利用されており、南アラビアへはB.C.5世紀以前に輸出され、ギリシア・ローマにもB.C.5世紀には輸出されました。ヨーロッパ人に産地を知られて以降、1505年にはポルトガルが、1658年にはオランダが、1795年にはイギリスが専売権を握りました

エピソード ● 香り高い香辛料の一つとして、旧約聖書にも記されています（"神農本草経"に"桂"として扱われているカシアのことであるという説もあります）

茶 剤 ● 1t弱（0.5〜1g）、1日2〜3回1Cを食間に服用。ただし、胃や腸に潰瘍がある場合と妊娠中には、服用しないこと

適 応 ● 膨満感、鼓腸、軽度の神経性胃腸障害、その他、矯味剤として健胃剤・駆風剤に

成 分 ● 精油成分としてシナミック・アルデヒド、オイゲノール、トランス・シナミック酸、テルペン類など。タンニン、粘質物、微量のクマリンなど

ジンジャー
Ginger

学名：*Zingiber offcinale* Roscoe
科名：ショウガ科
和名：ショウガ

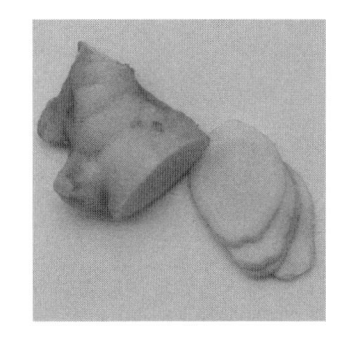

使用部位 ● 生または乾燥した根

用　途 ● スパイス・ティー、調理、飲料

利　用 ● 粉末を 2g 服用すると強い鎮吐作用を示しますが、つわりには用いないこと。また、皮膚病がある場合は大量に用いてはいけません

原産地 ● 南東アジア

植　物 ● 茎は高さ 60～120cm で直立する多年生草本。花は緑色を帯び紫の斑入りで、長さ約 30cm の花柄につき、根生の穂状花序を呈します

栽培法 ● 繁殖は、根茎を切り分けて植えつけます。排水性のよい沃土を好みます

歴　史 ● 紀元前からギリシアでは根茎を東洋から輸入していました

エピソード ● ジャマイカ産がもっとも品質がよいとされ、次いでベンガル、オーストラリア産がよいとされます

適　応 ● 健胃薬・強壮薬として消化不良や食欲不振に、乗り物酔いの予防。民間療法として唾液促進、血行促進、鎮吐薬、駆風薬として鼓腸による腹痛に、去痰剤、収れん剤

成　分 ● 精油成分としてカンフェン、フェランドレンジンギベリンなど。樹脂、デンプン。ジンゲロールおよびショーガオール

ネットル
Nettle

学名：*Urtica dioica* L.
科名：イラクサ科
和名：セイヨウイラクサ
別名：スティンキング・ネットル

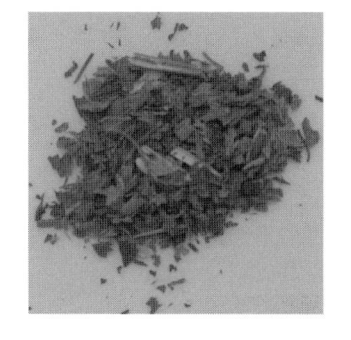

使用部位 ● 生または乾燥した葉

用　途 ● ティー、調理、葉緑素の供給源、紙・布の原料、頭髪・頭皮ケア

利　用 ● 外用でフケや脂肪過多の頭髪・頭皮の手入れに用います。新芽と葉は、ほうれん草と同様に調理します。生葉搾汁や突き砕いた実は、リウマチ治療に外用します。ただし、生葉を扱うときは葉や茎の棘に触れると激しい痛みに襲われるので、素手で触れないよう注意すること。ドライにすると、棘は落ちます。乾燥した根も利尿剤、収れん剤、うがい剤として利用します

原産地 ● ユーラシア

植　物 ● 高さ80〜150cmになる多年生草本。雌雄異株で、茎には多数の小さい剛毛（棘）があります。長楕円形または披針形の葉は十字対生、微小な花は総状花序につき、夏から秋に開花します

栽培法 ● 播種または株分けで繁殖します

歴　史 ● 青銅器時代から4世紀半ばくらいまで、織布として用いられました

エピソード ● ネットルの名は、撚り糸を意味する古語に由来するとされます。アンデルセン童話の"白鳥の王子"にも、イラクサの糸で服を編む様子が描かれています

茶　剤 ● 1C 約2t（≒ 1.5g）を冷水から短時間煮沸、または沸湯で10分。利尿剤として1回1Cを1日数回。1日量は平均8〜12g

適　応 ● 穏やかな利尿剤、民間療法として造血剤、関節炎・リュウマチ時の利尿剤、収れん剤、止血剤、アレルギー、花粉症の緩和

成　分 ● フラボノイド類、クロロフィル類、カロテノイド類、ビタミン類（特にC、B群、K）ステロール類、無機塩類（特に珪酸、カリウム、硝酸、鉄、カルシウムなど）、酸類

ラズベリーリーフ
Raspberry Leaf

学名：*Rubus idaeus* L.
科名：バラ科
和名：ヨーロッパキイチゴ

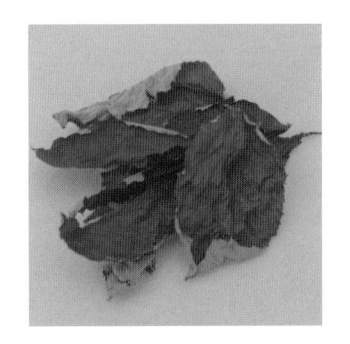

使用部位 ● 生または乾燥した葉

用　途 ● ティー、うがい、果実は調理、飲料、ビネガー、シロップ、製菓

利　用 ● 浄血茶、朝食用混合茶として飲用されます。たとえばラズベリー・ワイルドストロベリー・ウッドラフのブレンドなど。浸出剤を出産前後に少量定期的に服用すると、子宮・骨盤の筋肉を強化して分娩を容易にし、産後は子宮を収縮させることが知られています。果実にはビタミンは少ないのですが、カリウム・カルシウムが豊富。葉と一緒のティーにしてもよいでしょう

原産地 ● ユーラシア大陸

植　物 ● 高さ1～2mの潅木。茎に多数の棘があり、葉の下側は灰色の毛が密生。花は円錐花序に下垂し、開花後反り返ります。赤い円錐形の球果をつけます

栽培法 ● 実を収穫した後は剪定し、新しい枝を育てます

歴　史 ● 先史時代からヨーロッパでは知られていました。古代ローマ時代に栽培の記録がありますが、ヨーロッパでの栽培は中世から始まりました

エピソード ● *Rubus*は赤を表すラテン語、*idaeus*は小アジアのイダ山に由来し、イダ山に豊富にあったことを示しています

茶　剤 ● 1C 約2t（≒1.5g）に沸湯5分

適　応 ● 民間療法として止寫薬、口腔炎症時の収れん性のうがい剤

成　分 ● タンニン類、フラボノイド類、アスコルビン酸（極少量）

ワイルドストロベリー
Wild Strawberry

学名：*Fragaria vesca* L.
科名：バラ科
和名：エゾヘビイチゴ

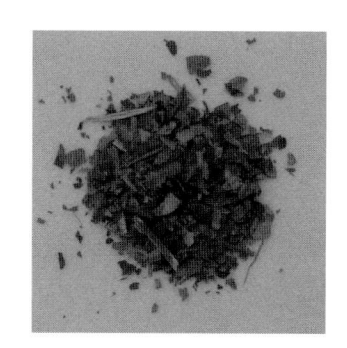

使用部位 ● 生または乾燥した葉

用　途 ● ティー、美白

利　用 ● 若い葉はティーの代用に。根も同様に利用できます。果実を乾燥してティーにブレンドしても美味です。果実は緩下薬となります。また、潰して肌につけると清浄、美肌効果があります。過敏体質の人が一定量以上イチゴを食べると、アレルギー反応を起こすことがあるとされます

原産地 ● ヨーロッパ、西アジア、北アメリカ

植　物 ● 高さ25cm位までの多年生草本。根を張るランナーを生じます。葉は三出葉、花は白色で、赤い偽果になります

栽培法 ● ランナーの幼植物を移植して繁殖します

歴　史 ● 17～18世紀にオランダイチゴの栽培が始まるまで、何世紀もの間利用されてきました

エピソード ● *Fraga* は、香るに由来します

茶　剤 ● 止瀉剤として1C 約1t(≒1g)で5～10分を1日数回服用

適　応 ● 民間療法では、穏かな収れん剤として下痢に。利尿、強壮

成　分 ● タンニン類、フラボノイド類、粘液質、糖類

参考文献

『Teedrogen』 廣川書店
『原色百科世界の薬用植物』 Dr. マルカム・スチュアート編／エンタプライズ
『ハーブ大百科』 デニ・バウン著／誠文堂新光社
『栽培直物の起源と伝播』 星川清親著／二宮書店
『食材図典』 小学館
『ディオスコリデスの薬物誌』 エンタプライズ

日本ハーブセラピスト協会とは

　日本ハーブセラピスト協会は「癒し」をテーマにさまざまな活動を行っている株式会社ジェイ・コミュニケーション・アカデミーが母体となって2005年4月に発足し、2006年1月15日に第1回ハーブ検定を実施しました。ハーブセラピスト養成講座は基本的に日本ハーブセラピスト協会本部が中心となって行っています。
　ハーブセラピストになる為には、以下の4つの方法があります。
①本部が行うハーブセラピスト養成本講座を受講し、認定試験に合格する。
②本部ならびに認定校や提携カルチャースクールで養成初級（検定2級対応）中級（検定1級対応）および上級講座を受けた上で認定試験に合格する。
③自宅においてテキストを独自に学習し、検定2級および1級を合格した後、本部において2日間の上級講座を受講した上で認定試験に合格する。
④当協会が行う通信講座を受講する。地方の方で検定2級および1級の試験を受けられない受講生に対してのみ自宅で検定試験を受けることが出来る。その後、本部で行う2日間の上級講座を受講し、認定試験に合格する。
　なお、検定試験（2級、1級共）は本部に来られない遠距離の通信講座受講者を除いて本部ならびに認定校で行う。

■ハーブセラピストになると
初級および中級の検定講座を本部からの受託で開講できます。テキストや講座に必要なハーブ等の教材、指導カリキュラムなど全て本部がバックアップ致します。

■ハーブセラピー インストラクターになると
本部での講師、また認定校やカルチャースクールへの派遣講師として初級、中級講座を指導できます。

　インストラクターになる為の養成講座では、将来ご自分でハーブティーサロンを開店したいと思っている方のための特別プログラムも沢山組まれています。ハーブティーのブレンドの仕方だけでなく、ハーブ入りクッキー、ハーブ入りパンなどハーブティーサロンでお客様に提供する軽食、スナック類などの作り方を指導致します。ハーブティーサロンの開き方、接客マナー、経営などについても

本部が指導致します。開業をご希望の方にはぜひ取っていただきたいコースです。

■ハーブセラピー スペシャリストになると
　本部におけるハーブセラピスト養成講座の全講座を担当でき、認定校およびカルチャー等における上級講座を開講できます。またハーブセラピスト認定試験を実施することが出来ます。

　このテキストで学習して頂ければ、ハーブ検定2級、1級を受験できます。また中で紹介されているハーブを検定用ハーブキットとしてご用意しています。テキストにそって実際にテイスティングしながら学習して下さい。
　でもみんなと一緒にハーブティーを味わいながらハーブの勉強をしたい。そんな方はぜひ私達のハーブセラピスト養成講座にご参加下さい。
　ハーブセラピスト養成初級講座はハーブ検定2級に対応し、中級講座はハーブ検定1級に対応する講座です。テキストで学習するだけでなく、実際にハーブをみんなとテイスティングしながら楽しく学習できます。
　地方でハーブセラピスト養成講座のない地域の方のために通信講座を設けております。ハーブ検定、ハーブセラピスト養成講座、通信講座等の資料請求ならびに検定用ハーブキットのご注文は本部にお申し込み下さい。

●日本ハーブセラピスト協会（JHTA）
住所：〒163－1490　東京都新宿区西新宿3－20－2
　　　　　　　　　東京オペラシティタワーB1＆16F＆19F
　　　　　　　　　株式会社ジェイ・コミュニケーション・アカデミー内
電話　03－3373－2378
FAX　03－5333－2307
URL　http://www.herbtherapist.jp/

日本ハーブセラピスト協会組織図

2005年4月1日設立

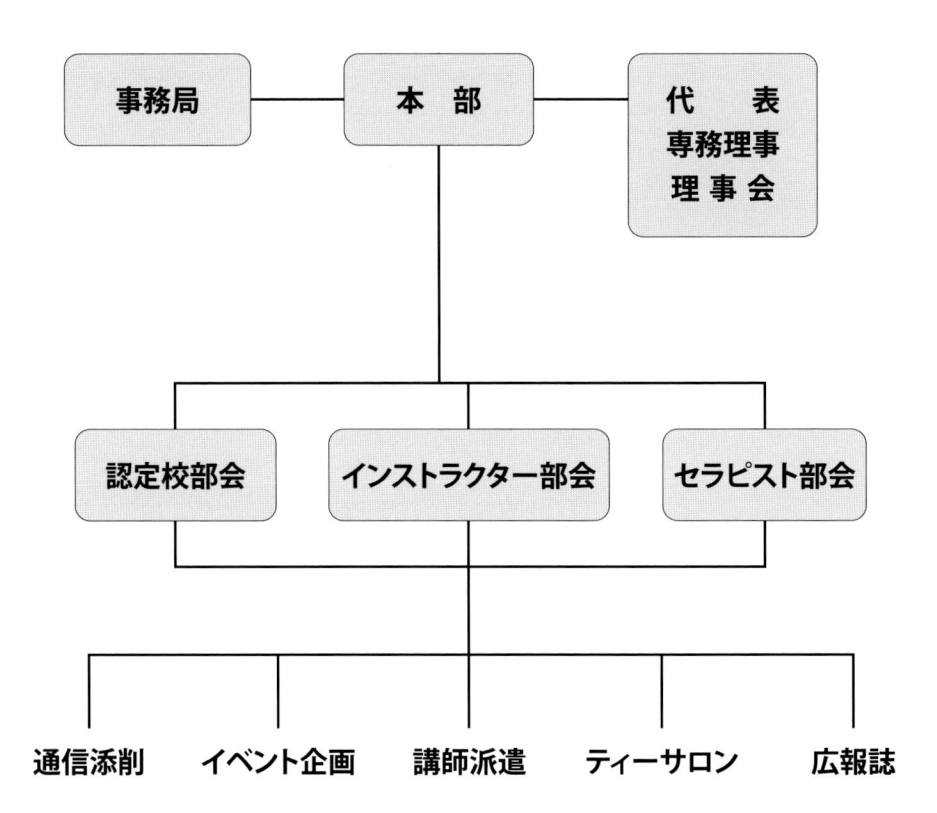

```
事務局 ── 本　部 ── 代　　表
              │      専務理事
              │      理 事 会
              │
   ┌──────────┼──────────┐
認定校部会  インストラクター部会  セラピスト部会
              │
   ┌────┬────┼────┬────┐
通信添削 イベント企画 講師派遣 ティーサロン 広報誌
```

日本ハーブセラピスト協会資格システム

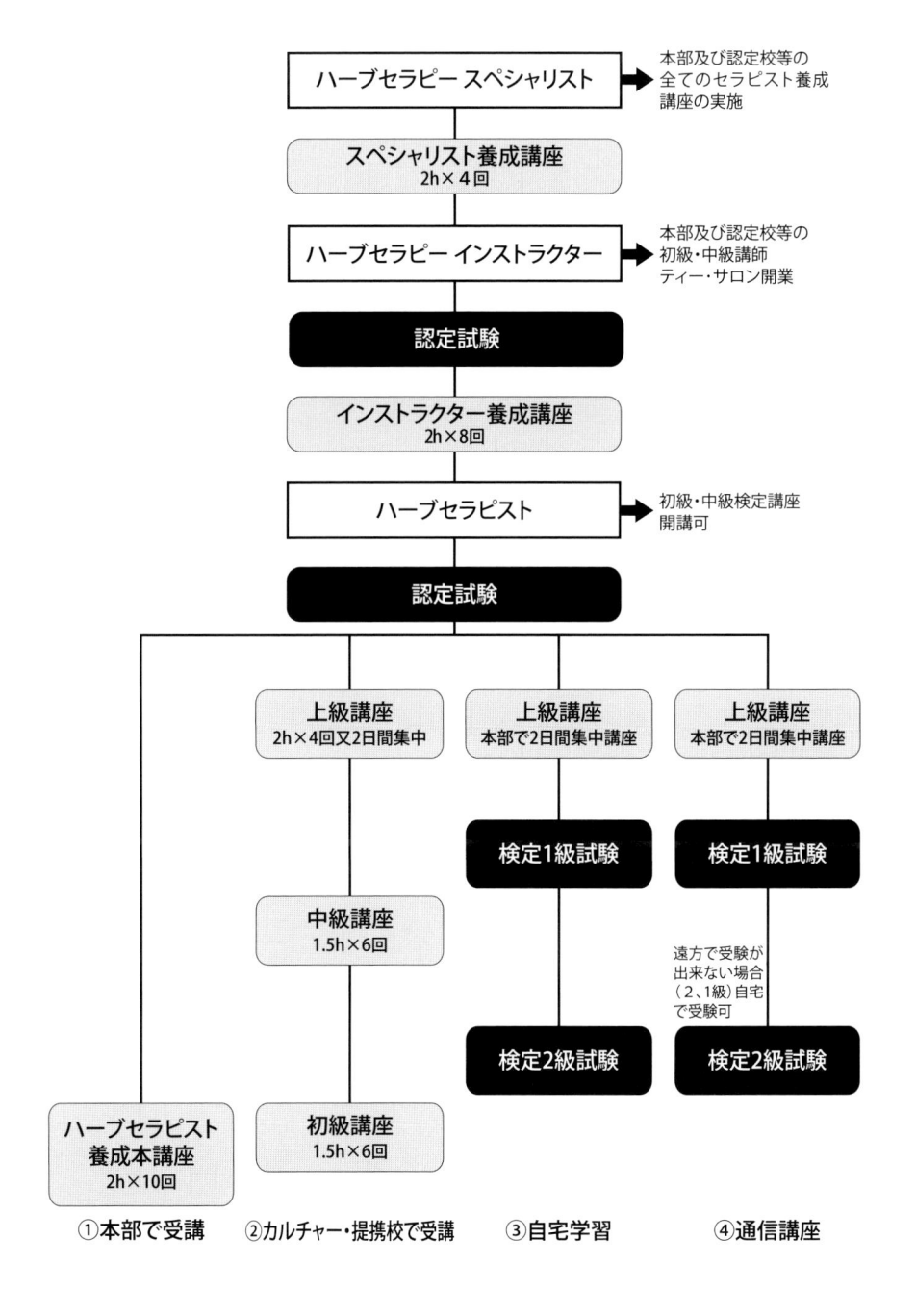

```
ハーブセラピー スペシャリスト → 本部及び認定校等の
                              全てのセラピスト養成
                              講座の実施
        ↑
スペシャリスト養成講座
     2h×4回
        ↑
ハーブセラピー インストラクター → 本部及び認定校等の
                               初級・中級講師
                               ティー・サロン開業
        ↑
     認定試験
        ↑
インストラクター養成講座
      2h×8回
        ↑
   ハーブセラピスト → 初級・中級検定講座
                    開講可
        ↑
     認定試験
        ↑
┌──────┬──────┬──────┬──────┐
│      │ 上級講座 │ 上級講座 │ 上級講座 │
│      │2h×4回又 │本部で2日 │本部で2日 │
│      │2日間集中 │間集中講座│間集中講座│
│      │         │          │          │
│      │         │検定1級試験│検定1級試験│
│      │         │          │          │
│      │ 中級講座 │          │ 遠方で受験が
│      │1.5h×6回│          │ 出来ない場合
│      │         │          │ （2、1級）自宅
│      │         │          │ で受験可
│      │         │検定2級試験│検定2級試験│
│ ハーブ│         │          │          │
│セラピスト│初級講座│         │          │
│養成本講座│1.5h×6回│        │          │
│ 2h×10回│        │          │          │
└──────┴──────┴──────┴──────┘
 ①本部で受講  ②カルチャー・提携校で受講  ③自宅学習  ④通信講座
```

ジェイ・コミュニケーション・アカデミー
癒しのスペシャリスト養成講座

ジェイ・コミュニケーション・アカデミーではハーブセラピスト養成講座の他にも「癒しのスペシャリスト」を養成致しています。癒しはホリスティックであり体と心へのさまざまなアプローチの仕方があります。

●アルファフットセラピスト養成講座
アルファ波の音楽と腹式呼吸に合わせ、東洋のつぼ療法と西洋のリフレクソロジーを融合させたオリジナルな手法です。

●フット＆アロマ総合3ヶ月養成講座
アルファフットセラピーの手技を学ぶ他に、アロマオイルトリートメント、ハンドトリートメント、肩揉み、ヘッドマッサージ、カウンセリング、マナー等、プロとしての総合技術を学ぶコースです。

●介護フットセラピスト3ヶ月養成講座
アルファフットセラピーを学びながらホームヘルパー2級を一緒に取得できるコース介護の現場で活躍できます。

●アルファボデイセラピスト3ヶ月養成講座
アルファ波の音楽に合わせ、気血循環療法をベースにしたソフト整体。どなたでも無理なく行える、全身を楽にする手法です。

●カラーセラピスト3ヶ月養成講座
カラーを癒しの立場から勉強し、カラーカウンセラーやアドバイザーとして活躍できる人を育成します。

●アロマコーデイネーター養成講座 （全15回＋試験対策）
アロマコーディネーターライセンス取得試験に対応する講座。講義と実技を織り交ぜ、基礎から丁寧に指導いたしますので、初心者でも安心です。

●アロマボディセラピスト養成講座 （全10回＋実習）
ボディのアロマトリートメントの手法を丁寧に指導致します。ホテルなどで実際に活躍できる技量を身に付けて頂きます。

●**アルファビクスインストラクター養成講座**
アルファ波音楽と腹式呼吸に合わせ、ゴムバンドを使ってゆっくり体を動かす、リラクゼーションエクササイズの指導者を養成致します。カルチャー・スポーツクラブ・病院・老人ホーム等活躍の場が沢山。

●**アルファマタニティインストラクター養成講座**
アルファビクス理論をベースにした妊婦さん向けのエクササイズ。多くの産婦人科で導入されています。

●**介護ビクスインストラクター養成講座**
介護する人もされる人も一緒にできるリラクゼーションエクササイズ。リハビリや介護の現場で活用されています。

●**アルファヨガインストラクター養成講座**
アルファ波の音楽に合わせ、どなたでも無理なく行えるヨガの基本のポーズで構成され体と心を癒します。

●**育児アドバイザー養成講座**
ベビーマッサージやバストマッサージの手法、カウンセリングの仕方等を勉強し、産婦人科やカルチャー等で活躍できる人を育成します。

各講座とも資料無料送付致します。体験説明会は随時行っています。
日程をお問い合わせ下さい。

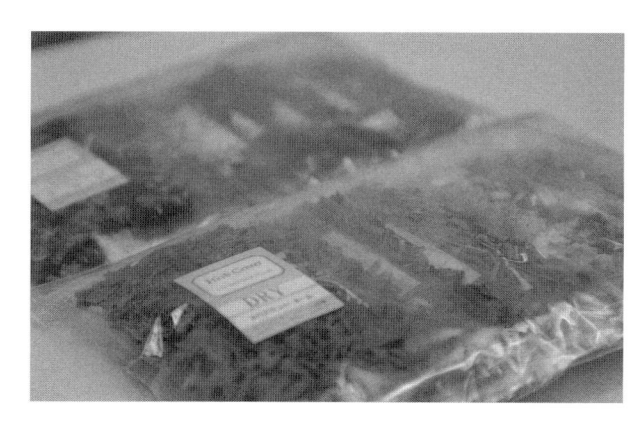

検定用ハーブキット
テキストで紹介しているハーブ各10種類のセットです。1級・2級用各2,750円（税別、送料別途、代金引換）で送付致します。

おわりに

　テキストに沿って一つひとつのティーを試された方、チェックシートを何度もつけられた方、とりあえずテキストを読み通された方……このテキストへのアプローチの仕方は、人によってさまざまだったでしょう。もちろんハーブ検定のためのテキストではありますが、まずは「多くの人にハーブを知って仲良しになってもらいたい、それぞれの暮らしの中にハーブが馴染む場所を見つけてもらいたい」、そんな思いが心の中にありました。頭でっかちに知識を仕入れるより、体験的にハーブの魅力を感じて欲しいということもあります。百遍聞いても聞くだけでは馴染まないのです。

　スクール・通信教育のテキストとしてのほか、個人で検定を目指す人にも、検定は関係ないけれどハーブについて知りたいという人の導入にも……と、欲張った発想でテキストを書いてきました。書名は『ハーブ検定1・2級』ですが、一般のハーブの本としても読んでいただけるものと考えています。

　香りや嗜好というのは不思議なもので、最初は嫌いと思ったハーブでも、他のハーブと触れ合ううちに好きになっていることがあります。また、味覚は本能的に持っているもののほか、後から学習によって獲得するものもあるのです。赤ちゃんや子供は甘いものが好きですが、苦いものや辛いものは好みませんね。それらの味の持っている特性によるともいわれますが、大人になるにしたがって体験的な学習の積み重ねから、そうした味にも美味しさを発見していくのです。

　ハーブも、ちょっと試してみたけれど一つで嫌になったとか、知識を頭に入れておいていつか必要になったら使おうでは残念な気がします。たとえばハーブを薬草という面から捉えていた場合、それが必要になるのは体調が悪化したときですね。そうではなくて、健康でいられるときこそ……たとえちょっと疲れていたとしても……ハーブ・ティーを上手に利用して早めに疲れを取り去り、リフレッシュして前向きに日々を送れたらよいとは思いませんか？

　健康は日々の積み重ねです。疲労を過労にしないように、毎日を気持ちよく送れるようにするために、自分に合ったセルフ・ヒーリングの方法を見つけておくとよいですね。毎日のことですから手間がかからず、しかも美味しいとか、楽しいとかの思いを持たないと、結局面倒くさくなって長続きしません。頭で体によいからやろうと思っても、思い入れがないと3日坊主ということになってしま

います。嫌いなことや面倒なこと、美味しくないことや経済的負担の大きいことを続けるのは難しいことですし、かえってストレスを生んでしまうかも知れません。

　そこで、あなたが普段の生活の中で普通に行っている、"ちょっとお茶を1杯"のリラックス・タイムに、ハーブ・ティーを加えてみて欲しいという提案です。現在の暮らしのスタイルに、無理なく取り入れられる癒しの一つなのです。

　ハーブ・ティーは種類も多く、コーヒーや紅茶、日本茶と一緒になってさらにティー・タイムのチョイスを広げてくれます。味わいながら少しずつ知識や雑学を仕入れていくのも楽しいことでしょう。味覚も一緒に育っていくはずです。そして自分の中で充電されてきたことを感じたら、セラピストやインストラクター、スペシャリストを目指すのもいいでしょう。好きが高じてハーブ・ティー・サロンを開くということもあるでしょう。このテキストでの学習を、あなた流のハーバル・ライフを見つけるきっかけとしていただけることを念願します。

　最後になりましたが、取材協力、写真提供していただきました皆様に、この場を借りてお礼を申し上げます。

悦想　彩子

● BOOK Collection

日本ハーブセラピスト協会認定図書

ハーブのある暮らしを実現する
ハーブ検定1・2級に合格する問題集

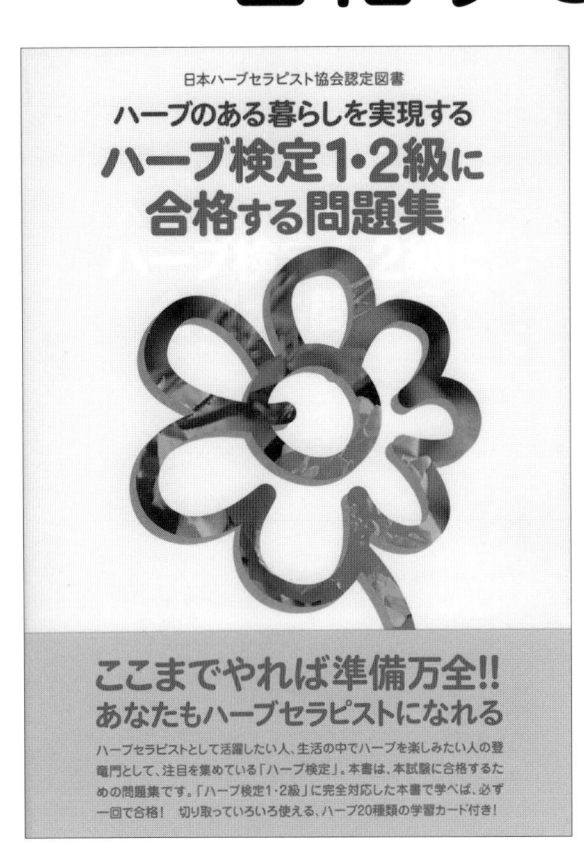

ここまでやれば準備万全!!
あなたもハーブセラピストになれる

主な内容
■はじめに　■本書の使い方　■学習のポイント
■2級問題と解説
・第5回検定問題　・解答と解説
・第6回検定問題　・解答と解説
・第10回検定問題　・解答と解説
・第14回検定問題　・解答と解説
・第17回検定問題　・解答と解説
・第18回検定問題　・解答と解説
column　ハーブセラピストを取得して
■1級問題と解説
・第5回検定問題　・解答と解説
・第6回検定問題　・解答と解説
・第10回検定問題　・解答と解説
・第14回検定問題　・解答と解説
・第17回検定問題　・解答と解説
・第18回検定問題　・解答と解説
■日本ハーブセラピスト協会とは　■組織図
■ジェイコミュニケーションアカデミーの案内
■おわりに
■巻末学習カード（切取可）

ハーブを学んで、ハーバルライフをはじめよう！

ハーブセラピストとして活躍したい人、生活の中でハーブを楽しみたい人の登竜門として、注目を集めている「ハーブ検定」。本書は、「ハーブ検定1・2級」の本試験に合格するための問題集です。「ハーブ検定1・2級」に完全対応した本書で学べば、必ず一回で合格‼　切り取っていろいろ使える、ハーブ20種類の学習カード付き！

●日本ハーブセラピスト協会 編　●悦靚彩子 執筆・監修
●B5判　●168頁　●本体1,800円＋税

BOOK Collection

言葉ひとつでセラピーの効果が劇的に変わる！
悩みの9割は言い換えで消せる 発想転換ワークブック

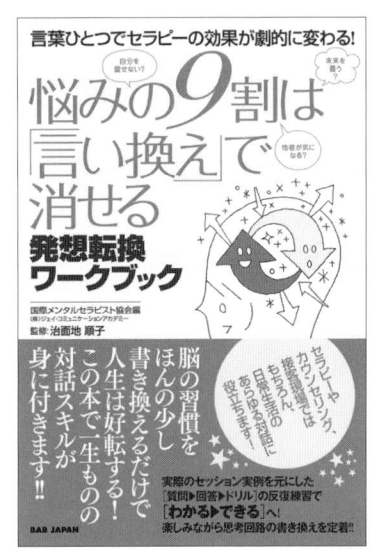

**脳の習慣をほんの少し書き換えるだけで
人生は好転する！
この本で一生ものの対話スキルが身に付きます!!**

実際のセッション実例を元にした「質問→回答→ドリル」の反復練習で【わかる▶できる】へ、楽しみながら思考回路の書き換えを定着させます。日常の言葉を「伝わる」「効果的」な言葉にするために「発想を転換」しましょう。あなたの身体が毎日の食べ物で作られているように、あなたの「感じ方」や「考え方」も「言語の習慣」で作られています。言葉を言い換えると生き方が変わります。「対話ことば」のヒント集を使って、お仕事に、そして日常にもお役立て下さい。セラピーやカウンセリング、接客現場ではもちろん、日常生活のあらゆる対話に役立ちます。

- ●国際メンタルセラピスト協会 編／治面地順子 監修
- ●四六判　●224頁　●本体1,300円+税

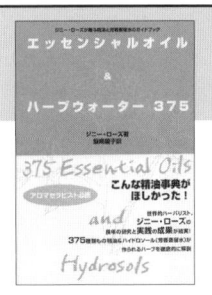

エッセンシャルオイル＆ハーブウォーター 375

アロマセラピスト必携！　こんな精油事典がほしかっ！　世界的ハーバリスト、ジニー・ローズの長年の研究と実践の成果が結実。精油と芳香蒸留水のガイドブック。ハーブとアロマテラピーを究める！　375種類の精油や芳香蒸留水について、素となるハーブまでさかのぼって紹介した画期的なハーブテキスト。幅広い層の方におすすめの一冊。

- ●ジニー・ローズ 著　飯嶋慶子 訳　●A5判　●440頁　●本体3,000円+税

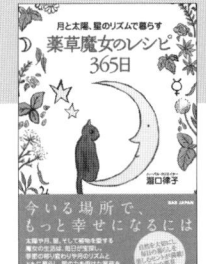

月と太陽、星のリズムで暮らす
薬草魔女のレシピ365日

今いる場所で、もっと幸せになるには？　自然のパワーを味方につけよう！　太陽や月、星、そして植物を愛する魔女の生活は、毎日が宝探し。季節の移り変わりや月のリズムとともに暮らし、星の力を受けた薬草を日々の暮らしに取り入れる。自然を大切にし毎日の暮らしを楽しむヒントが満載！魔女の薬草レシピ集！

- ●瀧口律子 著　●四六判　●240頁　●本体1,400円+税

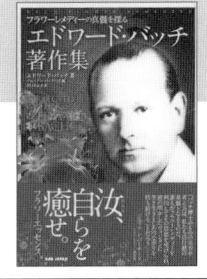

エドワード・バッチ著作集
フラワーレメディーの真髄を探る

フラワーエッセンスの創始者、エドワード・バッチ博士は、自分の書いたものはほとんど破棄していたため、著作は多く残っていません。　本書は残存の数少ない中から主な講演記録や著作物を集めた貴重な専門書です。　フラワーエッセンス愛好者やセラピスト必携の一冊です！

- ●エドワード・バッチ著／ジュリアン・バーナード 編／谷口みよ子 訳
- ●A5判　●340頁　●本体2,500円+税

BOOK Collection

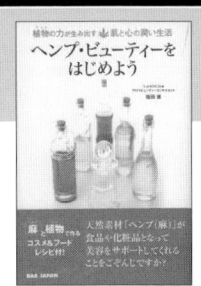

植物の力が生み出す 肌と心の潤い生活
ヘンプ・ビューティをはじめよう

ナチュラル＆エコ素材として活用されているヘンプ（麻）は、実は美を生み出す素晴らしい植物です。本書は、健康志向の女性が注目しているヘンプオイルをはじめ、麻の実粉、麻の実ナッツなどのヘンプ製品の様々な実用法を、粧材用（手作りコスメ）と食用（ヘルシー料理）に分けてたっぷり紹介します。

●塩田恵 著　●四六判　●168頁　●本体1,400円+税

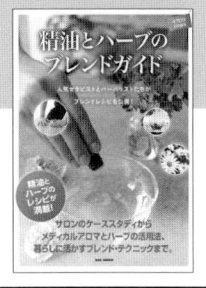

人気セラピストとハーバリストたちがブレンドレシピを公開!
精油とハーブのブレンドガイド

サロンで調合する精油やハーブのブレンドレシピから、医師や看護師・アロマセラピストが提供するメディカルアロマとハーブのブレンド方法、さらに公共の場や家庭で活用できる精油の使い方まで、様々なシーンに対応した精油やハーブの選び方とレシピを、詳しく解説。

●隔月刊誌『セラピスト』特別編集　●B5判　●156頁　●本体1,800円+税

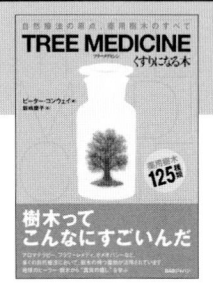

TREE MEDICINE　くすりになる木
自然療法の原点、薬用樹木のすべて

本書はツリーメディシン（薬用樹木）という、日本にはあまり馴染みがないけれど人間の衣食住に深く関わっている樹木の効能について紹介。今話題の「自然療法」。その原点でもある【薬用樹木】についての決定版!!　薬用樹木ガイド付き

●ピーター・コンウェイ 著／飯嶋慶子 訳　●A5判　●352頁　●本体1,800円+税

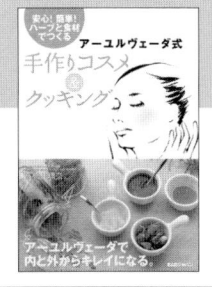

安心! 簡単! ハーブと食材で作る
アーユルヴェーダ式　手作りコスメ＆クッキング

インド伝統医学"アーユルヴェーダ"の理論をベースに生み出された、体質や体調を整える食事法および料理レシピと、ハーブ食材でコスメを手作りする美容法「コスメクッキング」を紹介。カラダの内側と外側からのアプローチによって健やかな美しさを引き出す「内外美容」が、自宅で手軽にできるおすすめレシピが満載!

●高橋佳璃奈 著　●A5判　●184頁　●本体1,600円+税

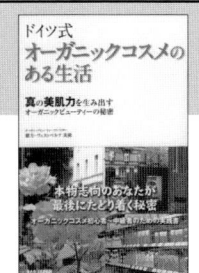

ドイツ式　オーガニックコスメのある生活
真の美肌力を生み出すオーガニックビューティの秘密

ドイツ在住で、ブログや雑誌で美容情報を発信する著者が、「オーガニックコスメ」の基礎から実践方法までを紹介します。内容：オーガニックコスメ・基礎（ベストオーガニックコスメの選び方・3ステップ、オーガニックコスメとフェアトレード、他）／その他

●緒方-ヴェストベルク 美樹 著　●四六判　●194頁　●本体1,400円+税

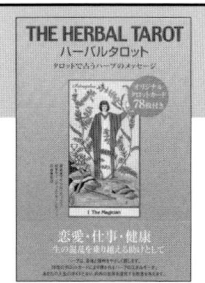

Book&Cards ハーバルタロット
タロットで占うハーブのメッセージ

タロットで占うハーブのメッセージ。古代から人はハーブの神秘性を信じ、治療やまじないに使用してきた歴史があります。本書はハーブのスピリチュアルな特性や薬効、使い方、瞑想法、タロットの展開図、リーディング法など幅広く紹介します。

●マイケル・ティエラ 著　キャンディス・キャンティン 絵
●四六判　●320頁+タロットカード78枚　●本体4,200円+税

MAGAZINE Collection

アロマテラピー＋カウンセリングと自然療法の専門誌

セラピスト

スキルを身につけキャリアアップを目指す方を対象とした、セラピストのための専門誌。セラピストになるための学校と資格、セラピーサロンで必要な知識・テクニック・マナー、そしてカウンセリング・テクニックも詳細に解説しています。

- ●隔月刊〈奇数月7日発売〉 ●A4変形判 ●164頁
- ●本体917円＋税 ●年間定期購読料5,940円（税込・送料サービス）

セラピーのある生活
Therapy Life

セラピーや美容に関する話題のニュースから最新技術や知識がわかる総合情報サイト

セラピーライフ 検索

http://www.therapylife.jp

業界の最新ニュースをはじめ、様々なスキルアップ、キャリアアップのためのウェブ特集、連載、動画などのコンテンツや、全国のサロン、ショップ、スクール、イベント、求人情報などがご覧いただけるポータルサイトです。

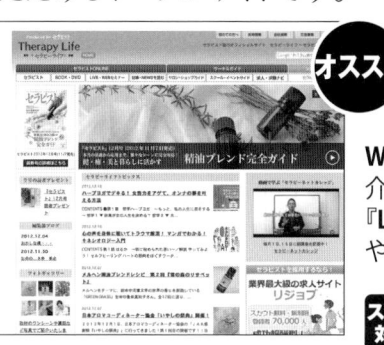

オススメ

『記事ダウンロード』…セラピスト誌のバックナンバーから厳選した人気記事を無料でご覧いただけます。

『サーチ＆ガイド』…全国のサロン、スクール、セミナー、イベント、求人などの情報掲載。

WEB『簡単診断テスト』…ココロとカラダのさまざまな診断テストを紹介します。

『LIVE、WEBセミナー』…一流講師達の、実際のライブでのセミナー情報や、WEB通信講座をご紹介。

スマホ対応 隔月刊セラピスト公式Webサイト

ソーシャルメディアとの連携
公式twitter「therapist_bab」
『セラピスト』facebook公式ページ

トップクラスの技術とノウハウがいつでもどこでも見放題！

THERAPY COLLEGE

セラピーNETカレッジ

WEB動画講座

www.therapynetcollege.com セラピー 動画 検索

セラピー・ネット・カレッジ(TNCC)はセラピスト誌が運営する業界初のWEB動画サイトです。現在、150名を超える一流講師の200講座以上、500以上の動画を配信中！すべての講座を受講できる「本科コース」、各カテゴリーごとに厳選された5つの講座を受講できる「専科コース」、学びたい講座だけを視聴する「単科コース」の3つのコースから選べます。さまざまな技術やノウハウが身につく当サイトをぜひご活用ください！

目的に合わせて選べる講座を配信！
～こんな方が受講されてます～

月額2,050円で見放題！
224講座609動画配信中

- パソコンでじっくり学ぶ！
- スマホで効率よく学ぶ！
- タブレットで気軽に学ぶ！

日本ハーブセラピスト協会

日本ハーブセラピスト協会代表
治面地順子（じめんじ　じゅんこ）
成城大学・慶応大学・日本大学大学院（人間科学）卒。筑波大学大学院スポーツ医科学研究室。株式会社ジェイ・コミュニケーション・アカデミー代表取締役。健康保険組合連合会コンサルタント。国際ストレスマネジメント学会日本支部評議員。現在、体と心の癒しをテーマに研究、普及活動を行っている。

執筆・監修担当者
悦甚 彩子（えつみ　さえこ）
日本ハーブセラピスト協会専務理事。緑恵舎代表。
健康問題をきっかけにハーブと出会う。ハーブに関するイベントや企画、講座立案、カルチャー教室および専門学校の講師など多岐に渡る活動をはじめ、研究会活動、施設での指導、園芸セラピーなども行っている。

取材協力：ニイクラファーム
写真提供：江本愛子、川島裕子、高田宏子、堀田さつき、悦甚彩子

日本ハーブセラピスト協会認定図書
ハーブのある暮らしを実現する
ハーブ検定 1・2 級

2005 年 11 月 10 日　初版第 1 刷発行
2017 年 10 月 30 日　初版第 8 刷発行

著　者　　日本ハーブセラピスト協会
監修・執筆　悦甚彩子
発行者　　東口敏郎
発行所　　株式会社 BAB ジャパン出版局
　　　　　〒 151-0073 東京都渋谷区笹塚 1-30-11 中村ビル
　　　　　TEL. 03-3469-0135　FAX. 03-3469-0162
　　　　　URL　http://www.therapylife.jp/
　　　　　E-mail　shop@bab.co.jp
　　　　　郵便振替 00140-7-116767
印刷・製本　図書印刷株式会社

ISBN978-4-86220-088-4 C0076
＊乱丁・落丁はお取り替えします。

装幀●ギール・プロ（田中ミカ）　本文デザイン●石川志摩子　イラスト●ギール・プロ（田村和佳）